JN056934

ブックレット新潟大学

医療経営学と生涯教育学からみた地域と地域課題

リデザインのためのリテラシー応用力に向けて

堀籠　崇・渡邊 洋子

新潟日報メディアネット

も く じ

■執筆

　堀籠　崇 … はじめに、第1章、第3章、第5章（第1節・第2節）、おわりに

　渡邊洋子 … 第2章、第4章、第5章（第3節）

‖　はじめに　‖

地域社会のリデザインに求められる応用的なリテラシーに向けて

　近年、地域をめぐっては、医療・福祉、教育、都市インフラ、地域活性化、文化振興、自然環境等々、多岐にわたって重層的な課題が形成されています。そうした課題は、決して単一の学問領域で読み解ける問題ではなく、複眼的な視点を通じた多面的なアプローチを必要とする応用問題として、われわれの眼前に迫ってきています。

　これまで筆者らは、医療経営、地域経営、成人教育、社会教育、生涯教育といった異なる専門性を背景に、地域医療・地域文化などの観点から地域住民の有意義な協働が展開される空間として地域社会をリデザインするための視座獲得を目指し、共同研究・教育に取り組んできました。

　そこで本書は、これらの成果を踏まえ、地域に生きるわれわれ市民一人一人がこれからの地域社会を逞しく生き抜くために必要なリテラシーについて体系的に提示することを試みようと思います。すなわち地域の課題に正面から向き合い、行動・実践していくための視点やアプローチ方法について取り上げます。

　具体的には、地域に関わる現象として医療を題材とし、これを経営学（医療経営学、地域経営学などを踏まえて）の視点と、生涯教育学（成人教育や社会教育、生涯教育などを踏まえて）、二つの視点からどのように理解でき、そこにどんな課題があるのか、そしてそうした課題をいかにして解決へと導くことができるのかについて考察していきます。

　はじめに、本テーマに関わって求められる応用的なリテラシーの体系を提示します。

　基礎編に位置づけられる第1章・第2章では、地域の課題を読み解くための道具だてとして、医療経営学と生涯教育学という二つの学問のアプローチ方法、視点について紹介します。

　まずは第1章において医療経営学の基礎知識とその視座について取り上げます。医療経営学という学問を理解するための手がかりとして、医療経済学の基礎知識について整理します。医療経済学が医療というサービスをどのように把握し、扱っているのかを中心にその基礎知識について紹介したのち、今日の医療経営を取り巻く環境の変化と、それに伴って、従来の医療経営モデルでは立ちゆかない事態が迫ってきていることについて述べます。そして近年では、病院完結型医療から地域完結型医療への転換に加え地域の課題解決と新たな価値創造をあわせた「医療イノベーション」の動きも見られ始めており、これからの医療は「地域」を手がかりとして考えていくことが必要であることについて示します。

　次に第2章では生涯教育学の基本的理解の一端として、生涯教育学の定義と基本原理、および、人々の生活・生き方・行為・活動・行動や言動・関係性・ネットワークを捉える三つのフレームワーク（「社会教育」「成人教育」「生涯学習」）を概説します。これらはいずれも人の学びと成長・変容に注目する枠組みで、各々が独自の歴史的背景と価値体系のもとに「教育」概念を拡大します。従来は学校・子ども・学齢期だけのものとされた「教育」を、教育が生ずるあらゆる場所における、属性を問わない広範な人々を対象とする、学齢期に留まらない生涯的なスパンで生ずるものへと拡大するのです。そこでは、学習者と教育者の関係

性、生涯教育学の環境醸成的・形成的・学習支援的・相互学習的側面に焦点を当てます。次に、「人が育つ」「人を育てる」事象を実践的に考察します。「人が育つ」には個人の成長・発達としての育ちと、アイデンティティや役割を有する社会的存在としての育ちがあり、「人を育てる」は、「子ども（次世代）」、「育てる人（親や教師等）」、「担い手（人材育成や専門職研修等）」と俯瞰的に捉えられます。さらに、ある医療ドラマを手がかりに、医療を媒介として「人が育つ」「人を育てる」ことの実際について考察します。

　発展編に位置づけられる第3章・第4章では、リテラシーの応用力を培うために、より学問的なアプローチに踏み込んだ議論を行います。
　まず第3章では、現在地域において生じてきている、「まちづくりとしての地域医療システムのリデザイン」と「地域創生の手段としての医療イノベーションの創出」という二つの動きについて示します。はじめに前者について、そのあり方を検討する上で示唆的なフレームワークであるIntegrated Care理論について端的に解説し、地域の医療・保健・福祉の体制を効果的に機能させるために必要なことについて考えます。次に後者について、医療・介護などの領域の枠を超えた連携体制の構築および地域資源の有効活用によって、新たなサービス開発、ひいては地域活性化につなげようという「地域創生の手段としての医療イノベーション創出」を目指した動きについて、青森県の「青森ライフイノベーション戦略」の事例をもとに解説します。そして最後に、そうした医療をめぐる二つの動きの先に、地理的特性や付随する制度的特性も加味しながらステークホルダーが一体となって地域の未来を描き、コミットしていくような新しい地域経営が求められようとしていることについて述

べます。

　第4章では、地域づくりと地域課題の解決という課題に、生涯教育学からアプローチします。まずは「人が育ち、人を育てる場としての地域」を視野に、地域づくりの意味を考えます。次に、地域の諸課題と住民の学びについて、二つの演習問題を通して実践的に検討します。演習問題Aでは、三つの社会動向と「人育ち」「人育て」「地域づくり」の関わりを考えます。演習問題Bでは、八つの学習テーマに取り組む上で、社会教育・成人教育・生涯学習の三つのフレームワークのいずれが最も有効かを検討し、地域住民の学びと地域デザインの関わりと可能性、諸課題などを展望します。また、地域住民の「個」「社会的存在」としての自己形成、および地域社会における他者との共同性との間に生み出されるローカル・アイデンティティ、およびそこに介在する「共有知」としての伝統文化の意義について、「琉球芸能」を取り上げて検討します。

　第5章では地域住民の健康づくり・医療とまちづくりの事例として、新潟県魚沼地域（「魚沼モデル」）を取り上げます。新潟県魚沼地域の地域医療モデルについて「地域をシステム思考で捉える」視角と「地域住民の学びと健康づくり」という二つの視角から検討します。

　最後に本書全体を振り返って、二つの異なる学問的視点を総合し、医療と地域における優先課題と論点について提示するとともに、その解決に向けて必要な「力」について述べます。

第 1 章　医療経営学の基礎知識とその視座

第 1 節　医療経営理解のための医療経済学の基礎知識

　「団塊の世代」といわれる層が、一斉に75歳の後期高齢者となる「2025年問題」に象徴されるように、現在わが国では、これまで経験したことのない超高齢化社会が進展しています。かつて高度経済成長期（1970年代まで）にあった頃のわが国は、１人の高齢者を多数の現役世代が支える「胴上げ型」の社会でした。しかし2000年代には１人の高齢者を３人弱の現役世代で支える「騎馬戦型」の社会に、そして2050年には１人の高齢者を１人の現役世代が支える「肩車型」の社会が到来しようとしています。こうした状況下において、医療を含む社会保障の負担増大と経済への悪影響が懸念されています。他方、地域に目を向ければ「医療崩壊」と呼ばれるような、安定した医療提供体制の確保が難しい状況も生じつつあります。病院をはじめとする医療機関経営の赤字問題、開業医の後継者不足、医師や看護師など医療従事者の労働環境の悪化とそれに伴う疲弊、地域における住民の医療アクセスの低下など、安定的な医療サービス提供を阻害する問題が山積しています。

　さて、そうした課題を読み解くための拠り所の一つに医療経営学があります。そもそも通常の経営学は、さまざまな資源（ヒト、モノ、カネ、情報）を用いた目的達成のためのプロセスたる「経営」という行為と、これを実行する個人、および人の協働体系である「組織」との相互作用に関する法則や原理を追究する学問です。そして経営学の中には営利を目的とした組織（企業）に関わるものと、営利を目的としない公的な

サービス（自治体やNPO、NGOなど）に関わるものとがあります。しかしこうした従来の経営学によって提示される理論は、かけがえのない命と向き合い、扱う、ある種の特殊性を含んだ医療というサービス、およびこれを実行する組織（病院等）に対し、そのまま適用することはできません。そこで医療の特殊性を踏まえつつ、安心・安全で質の高い医療サービスを提供する仕組みを追究しようという特別な経営学、つまり医療経営学が生まれてきたわけです。

　では、医療の特殊性とはどういったものなのでしょうか。これを理解するためには医療経済学の知見が役に立ちます。医療経済学の父と称されるK. J. Arrow（1963）は医療の特殊性として5点を提示しています。以下、彼の所説にしたがって医療の特殊性について見ていきます。第一は需要の性質です。例えば風邪を引こうと思って引く人はいませんし、一般に人は健康なときには自分の健康にはあまり注意を払わないものです。つまり医療サービスに対する人々の需要は、一般の財やサービスのように安定したものではなく、予測できないものとなります（これを需要の不確実性といいます）。また病気は、死や障害の危険の他、稼得能力の喪失にも結びつき得るものですから、所得がないからといって医療サービスの需要をやめるといったことは原則的にできません。

　第二は医師の期待行動です。例えば医師が患者に対してなんらかの手術を行ったとしましょう。このとき、その手術という行為が行われ始めた瞬間から、患者は手術という医療サービスを需要していることになります。つまり医療サービスは生産活動と生産物とが一体化しており、事前に生産物を確認してから消費するということができないという性質を持っています。そのため医療をめぐっては、提供者（医師）と需要者（患者）との間には必然的に信頼関係という要素が生じます。サービス提供

者たる医師は自身の医療行為に対する倫理的な制約のもとで、患者の利益を第一に考えて行動することが求められるわけです。つまり一般の職種と異なり、医師という医療専門職には社会的利益志向（全体志向性）という性質が存在するということです。なお全体志向性と関わって、実際にわが国の診療所や病院といった医療提供主体は、法律上「非営利」であることが明確に定められていることを付言しておきます。

　第三は生産物（治療効果）の不確実性です。医療サービスの場合、一般の財やサービスとは異なり、事前にその結果や効果を知ることが困難であるという特性があります。同一の疾病に罹患している患者に対して、同じ診療行為を提供したとしても、各々の患者の個人的特性が異なるために、実際にどれほどの効果が生じるかは結果を見てみないとわかりません。また重病の場合には繰り返し経験するということもできないために、よりそうした不確実性は高まります。

　さらに医療の不確実性には、医師・患者間の「情報の非対称性」という別の不確実性も存在します。一般に医学的知識は複雑かつ難解であり、医療サービスの結果に関する情報（治療効果、回復可能性）をめぐっては、専門的な訓練を受けた医師と患者との間には大きな情報格差があります。つまり医療の場合、一般の財やサービスとは異なり、サービス提供者と需要者（売り手と買い手）とがサービスの結果に対する対称情報を持っていないために市場メカニズムがうまく働かず、市場を通じたサービスの取引が難しいという特性を持っています。

　第四は供給条件です。一般の財やサービスにおいては、競争の原理（サービス提供者間の市場への自由な入退出）に基づいて供給が決定されます。一方医療の場合、免許制度によって参入が制限されています。通常、参入制限は供給制限となって価格の上昇を招くことになります

　が、医療の場合には最低限の質の保証を理由として、免許制度による参入制限が正当化されています。

　第五は価格決定の方法です。医療の場合、所得に応じた価格差別が行われているとともに、前払いや指定保険医制度のような制度が運用されています。医療サービスの利用者（患者）が、サービス利用料（報酬）を、サービス提供者（医師）に直接支払うのではなく、保険など他の制度を介して支払うやり方です。この場合、医療サービスの価格は、市場メカニズムを通じた、売り手と買い手の取引によって決定されるのではなく、固定的で管理されたものとなります。また一般にそうした管理価格は、現実の価格反応に比して硬直的なものとなります。以上、医療経営を考えるに際して重要なポイントをまとめれば次のようになります。第一に医療は、高度な専門資格を有したプロフェッショナルによって提供されるサービス業であること、第二に提供されるサービスは、通常の財やサービスとは異なり、需要の特殊性や生産物の不確実性などによって市場取引にはなじまない、ということです。

　さて、このような特性を持つ医療にまつわるさまざまな問題を経営学的に考えるに際しては、「価値財」として捉える視点が重要になります。価値財とは、①財の消費によって、私的な利益よりも大きな公益が生み出される（例えば、ワクチン接種）、②短期的な利益を求めてしまう人間の愚かさ（これを限定合理性といいます。例えば、普段健康なときには、健康づくりや疾病予防などを疎かにしてしまうようなことがこれに該当します）によって、その需給を市場メカニズムに委ねてしまうと消費や生産の不足を招いてしまうような財であり、社会的な価値があるために特別な手立てでもって提供される財のことを指します。ご存じの通り日本の場合、国民皆保険体制のもと、公的な保険制度を通じて医療

サービスが提供されています。そしてここにおいて一つの問題が生じる
わけです。すなわち、サービスの提供者と、当該サービスの需要を通じ
て利益を甘受する受益者との分離（制度の介在）にまつわる問題です。
医療サービス提供者（診療所、病院）の立場からは、医療制度・政策、
診療報酬の改定に対して、いかに的確かつ迅速に対応するかが重要視さ
れ、制度に依存した医療機関経営になりがちであるという問題です。し
かしながら、そうした、制度に依存した医療機関経営は今日限界に来て
います。詳しくは第3章で述べるように、今後は患者主体、ステークホ
ルダー（利害関係者）、地域との関係性に立脚した医療機関経営が求め
られようとしているのです。

第2節　医療経営を取り巻く変化

　今日、医療経営を取り巻く環境は大きく変化してきています。そして
そうした環境変化は、個々の医療機関のみならず医療提供システムの再
編を伴う形で、従来の医療経営からの脱却を迫っています。
　医療経営を取り巻く環境変化の1点目は、医療技術の進歩とそれに伴
う疾病構造の変化です。厚生労働省（2019）の調査によれば、現在わが
国の主な死因別にみた死亡率のトップ3は順に、悪性新生物（がん）、
心疾患、老衰となっています。これが第2次世界大戦以前においては、
赤痢、結核、コレラなどの感染症が人類の脅威でした。日本でも戦後間
もなくは、結核が国民の死因第1位を占めていましたが、1940年代に開
発された結核の特効薬である抗生物質（Streptomycin）の普及によっ
て、きちんとした治療によって完治できる病となり、1950年代以降、結
核による死亡率は激減していくことになります。川上（2002）らによれ
ば、こうした薬剤による医療技術の革新は「第1次医療技術革新」とい

われています。1970年代以降には、X線、CT、MRI（核磁気共鳴画像法）、PET（ポジトロン断層法）といった医療機器の発達・普及（ハイテク化）の進展を通じて、従来では治療が困難であった疾病も、早期発見によって治療が可能となっていきました（第2次医療技術革新）。そして1990年代以降、現在においては、分子生物学の臨床における応用、バイオテクノロジーの発達などによって、第3次医療技術革新と呼ばれる状況へと至っています。以上のような医療技術の進歩は、一部の感染症の克服へとつながった一方、疾病構造で見れば、急性疾患（急激に発症し、経過の短い疾患）中心から、慢性疾患（徐々に発症し、治療や経過が長期にわたる疾患）中心への移行を促したと捉えることができます。

　ではこうした変化は医療経営にとってどのような意味を持つのでしょうか。結核などの感染症に典型的なように、急性疾患は一つの原因によるものであるため、診断は正確で、治療によって治癒するか否かは明確であることが一般的です。そのため急性疾患中心時代における医療は、害された健康状態を元に戻そうという非日常的な営みであると捉えることができます。これに対して、高血圧症や糖尿病などの慢性疾患の場合、原因は複合的で、診断も不確かであることが少なくなく、かつ治療による治癒も稀です。慢性疾患中心時代における医療は、その結果がすぐには現れず、人々の病苦を容易に取り除くことはできません。そのときの健康状態を維持していくような技術であり、患者の立場からすれば病気とうまく付き合っていくことが必要になります。そのため慢性疾患中心時代の医療は、非日常というよりも、人々がなんらかの疾病を抱えながらも身体的・肉体的に満足がいくような生活を送ること（これをQuality of Lifeといいます）を目指す、日常生活に寄り添った営みとし

て捉えることができます。ここに至って新たな問題が生じることになります。すなわち診療所や病院のみで医療が完結しないという問題です。高齢化の進展や疾病構造の変化の中で、「病院完結型」の医療から、人々の健康な暮らしを支える多岐にわたる機能が相互に連携した形で提供される「地域完結型」の医療への転換が余儀なくされているのです。そして現在のわが国において、全国各地で進んでいる「地域包括ケアシステム」（住まい・医療・介護・予防・生活支援が一体的に提供される、地域における包括的な支援・サービス提供体制）構築への動きがまさにそうした転換にあたります。加えて現代では、ICTの発展によって、診療科間での情報共有、チーム医療の推進、多職種の連携、医療情報の連携ネットワークの普及といったことも急ピッチで進んでいます。単独の病院によって完結していた医療から、地域における医療機能の分化と統合、医療・福祉の連携、生活支援・介護予防、そして住まい（在宅医療など）までも含めた各機能と、これを担うサービス提供者間での連携によって、人々の健康を守っていくことが求められ始めているのです。

　次に、医療経営を取り巻く環境変化の2点目として、医療サービスへの人々の意識変化があります。高度経済成長以後、わが国における人々の志向は、物質的な豊かさから精神的な豊かさへとシフトしてきたといわれています。すなわちモノの消費からサービスの消費への意識変化です。とりわけ現代では、「体験」を消費する「コト消費」、さらには再現性がなく、今ここでしか体験できないことを求める「トキ消費」のような価値観も生まれてきているといわれています。そうした現代における人々の志向や価値観の変化は、程度の違いはあれ、医療サービスに対しても生じてきていると見ることができます。先に述べたように、現代では疾病構造が大きく変化し、慢性疾患中心の時代となってきています。

医療が、普段の生活とより密接に関わるようになってきている中で、医療にかかる期待と要望が大きくなってきているのです。ちなみに英語のHospitalはHotelと語源を同じくし、人をもてなす「Hospes」からきており、海外の病院は、中世における巡礼者の宿泊所であったという歴史的な経緯があります。そうした経緯を踏まえれば、医療サービスに対する人々の価値観として、通常のサービス（例えばホテルのような）に対するのと同じような要望や捉え方が出てきても不思議ではないのかもしれません。しかしながら、本章第1節で述べた通り、医療は通常の財やサービスとは大きく異なる特性を持っているため、通常のサービスと同様に扱った場合、その本質を大きく歪ませてしまう危険性があるといえます。

　いずれにせよ、本節をまとめれば、医療機関経営を取り巻く環境変化（医療技術の進歩およびそれに伴う疾病構造の変化、デジタル・テクノロジーの発達、医療サービスへの人々の意識変化など）を通じて、個々の医療機関経営の効率化の追求のみでは立ちゆかない事態が迫ってきているといえるでしょう。

第3節　日本における医療経営モデルの変遷

　ここまで、わが国の医療経営を取り巻く環境変化について見てきました。では、そうした中でわが国における医療経営は、いかなる変遷をたどってきたのでしょうか。

　猪飼（2010）は、日本の医療システムは歴史的経緯により所有原理の特徴を備えており、専門医がプライマリケアとセカンダリケアの双方をカバーし、開業医自身が病院を所有しているのが日本の医療システムの特徴であるとしています。また1990年代以降、疾病構造の変化と障がい者パラダイムの発展といった潮流が合流し「病院の世紀」の転換が起き

ているといいます。実際日本の医療提供システムでは、世界的に見ても
驚くほど民間の医療機関が多数を占めています。またそうした民間の医
療機関は、個人開業医として小さな診療所からスタートし、内部留保を
進めて法人化し、小規模病院、中・大規模病院へと徐々に規模を拡大し
ていくのが一般的な成功パターンでした。こうした状況が、前節までで
既に述べたような医療経営を取り巻く環境変化の渦の中で、1990年代以
降転換してきたというのです。

　1990年代以降の医療経営モデルについて明示したのは二木（1998）で、
1989年のゴールドプラン（高齢者保健福祉推進10カ年戦略）以降、行政
レベルで志向されてきた保健・医療・福祉の連携と統合の流れについて
膨大なデータをもとに明らかにしました。それによれば、1990年代以
降、全国各地で私的医療機関の開設者が同一法人または関連・系列法人
による保健・医療・福祉サービスを事実上一体（自己完結）的に提供す
る動き（保健・医療・福祉複合体）が本格化したとしています。

　ここで医療経営モデルに関して、一つ重要な点を指摘しておきたいと
思います。それは、医療提供システム構築（制度設計）は、それぞれの
時代の社会経済状況を背景に、医療施設数・病床数とリンクし、それが
医療経営モデルにも大きく影響するということです。第 2 次世界大戦に
より荒廃したわが国の医療提供システムは、戦後の社会経済状況の混乱
の中、公的な力で整備するのが難しい状況にありました。そこで民間の
医療機関による積極的な医療機関整備を可能とする施策（医療金融公
庫、医療法人制度、税の優遇措置など）が講じられ、1950年代以降、高
度経済成長の後押しもあって急速に医療機関の整備が進展しました。単
科の小規模個人経営の医療施設は、法人化するなどして徐々に規模を拡
大しながら複数診療科を保有する大規模な医療施設に成長していきまし

た。しかしオイルショックを契機とする高度経済成長の終焉とともに、医療機関の量的拡充は見直しが迫られます。病院・病床の規制による医療提供体制見直し（医療費抑制）の時代の到来です。実際に病院・病床数の数値データを見ますと、1990年代初頭をピークとして減少に転じていることがわかります（表1.1）。しかしながら国民の健康と生命に直結

表1.1　公私別病院・病床数の年次推移 1943～2020年

年次	病院数						病床数		
	実数			直近年データからの増加率			実数		
	総数	国公立	私立	総数	国公立	私立	総数	国公立	私立
1943年	2,193	893	1,300	—	—	—	77,833	40,159	37,674
〃44年	908	443	465	-58.6%	-50.4%	-64.2%	37,969	22,999	14,970
〃45年	645	297	348	-29.0%	-33.0%	-25.2%	31,766	19,531	12,235
〃46年	3,842	1,738	2,104	495.7%	485.2%	504.6%	158,984	101,231	57,753
〃55年	5,119	1,449	3,670	33.2%	-16.6%	74.4%	512,688	247,565	265,123
〃60年	6,094	1,572	4,522	19.0%	8.5%	23.2%	686,743	307,920	378,823
〃65年	7,047	1,602	5,445	15.6%	1.9%	20.4%	873,652	344,446	529,206
〃70年	7,974	1,989	5,985	13.2%	24.2%	9.9%	1,062,553	483,399	579,154
〃75年	8,294	1,949	6,345	4.0%	-2.0%	6.0%	1,164,098	504,428	659,670
〃80年	9,055	1,962	7,093	9.2%	0.7%	11.8%	1,319,406	519,150	800,256
〃85年	9,608	1,920	7,688	6.1%	-2.1%	8.4%	1,495,328	534,051	961,277
〃90年	10,096	1,906	8,190	5.1%	-0.7%	6.5%	1,676,803	546,052	1,130,751
〃95年	9,606	1,894	7,712	-4.9%	-0.6%	-5.8%	1,669,951	549,137	1,120,814
2000年	9,266	1,863	7,403	-3.5%	-1.6%	-4.0%	1,647,253	539,271	1,107,982
2005年	9,026	1,785	7,241	-2.6%	-4.2%	-2.2%	1,631,473	514,074	1,117,399
2010年	8,670	1,673	6,997	-3.9%	-6.3%	-3.4%	1,593,354	487,481	1,105,873
2015年	8,480	1,611	6,869	-2.2%	-3.7%	-1.8%	1,565,968	467,327	1,098,641
2020年	8,238	1,569	6,669	-2.9%	-2.6%	-2.9%	1,507,526	449,738	1,057,788

注：1943～1946年までは『医制八十年史』，1955～1965年は『医制百年史』，1970～1995年は『医療施設調査』（1995年版），2000年以降は『医療施設調査』各年版に依る。なお，1955～1965年における「私立」の病床数は元データにおいて国公立以外の「その他」に分類されるものを指している。また，1970～1995年は，それ以前の年のデータとの継続性を考慮して，「国公立」は国，公的医療機関，社会保険関係団体を含み，「私立」は総数から国公立を除いたもの（公益法人，医療法人，学校法人，会社，その他の法人，個人）を含んでいる。

出所：厚生省医務局編『医制100年史』（ぎょうせい，1976年）pp. 562-563，厚生省医務局編（1950）『医制八十年史』印刷局朝陽会，pp. 818-819，厚生労働省『医療施設調査』各年版より作成。

するため病院・病床数の削減には自ずと限界があります（それは医学部定員削減の限界としても現れています）。医療財政の面に目を向ければ、病院・病床数の削減だけでは吸収しきれない医療費支出の増加に加え、経済成長の鈍化による税収の伸び悩みの問題も同時に存在していました。

　さて、高齢化の進展、疾病構造の変化に伴う保健・医療・福祉複合型の病院（病院多角化）誕生後、2000年代以降は、介護保険制度も創設され、医療関連施設間の連携が模索されるようになっていきます。そして近年では、国の財政問題を背景に、医療システムの効率化を視野に入れた医療提供政策として、「地域」という要素が加えられてきています。地域医療の立て直しや地域完結型医療の推進です。他方で国の産業イノベーション政策の展開と軌を一にした「医療イノベーション」、すなわち地域の課題解決と新たな価値創造をあわせた動きも見られ始めています。こうした動きを踏まえれば、これからの医療は「地域」を手がかりとして考えていくことが必要であるとともに、逆に「地域」の問題を考えるにあたって医療との関係をおさえることも重要であるといえるでしょう。

第2章　生涯教育学の基本理解とその視点

第1節　生涯教育学と三つのフレームワーク

　本章では、学校・子ども・学齢期を主な研究対象とみなしてきた従来の教育学とは異なる、生涯教育学を足場に「人が育つこと」「人を育てること」を捉えていきます。生涯教育学とは、「ゆりかごから墓場まで」の言葉に顕著なように、学齢期に留まらず、人が生涯にわたってさまざまな形で学んでいく契機やプロセスに注目し、さまざまな方途によって、その学びを援助・支援するための環境や条件、教育的関わり等について探究する学問領域です。

　生涯教育学には次の特徴があります。第一に、人が生涯を通じて、個人や集団として取り組む多様な活動の意味やそこでの関係性に、学習・教育の観点から実践的にアプローチする点です。第二に、学校や教育機関におけるフォーマルな学びに加え、日常生活や地域・社会生活のさまざまな経験を通して、他者、自然や社会と関わりつつ成長・発達していくプロセスと契機、諸要因に注目する点です。第三に、学校教育の中で「当たり前」と思われてきた教育・学習をめぐる考え方やその前提となる価値観を批判的に考察し、新たな価値や可能性を追求する点です。

　また、生涯教育学には、人々の生活、生き方、行為、活動、行動や言動、関係性、ネットワークを捉えるための三つのフレームワーク（「社会教育」「成人教育」「生涯学習」）があります。これら三者は、一般には同義語と受け止められることが多く、明確な区別がないように見えますが、実は各々が独自の歴史的背景と価値体系を有しており、人の学び

と成長・変容に独自の観点からアプローチするものです。

　これらのフレームワークで構成される生涯教育学は、従来の教育学が注目した「学校」「子ども」「学齢期」を、より広範な「場所」「対象者」「時期」へと拡大・発展させてきました。すなわち、社会教育は、地域・共同性に根ざす日本特有の概念であり、「教育が生ずる場所」を地域社会・一般社会へと発展させたものです。成人教育は、19世紀イギリスの大学拡張運動から生み出された概念で、「教育の対象」を高齢者をも含む成人に拡大したものです。また生涯学習は、1960年代にユネスコで提起された教育改革理念の「生涯教育」が後に言い換えられたもので、「教育の対象となる時期」を、生涯というスパンに拡大したものです。

表2.1　生涯教育学の三つのフレームワーク（筆者作成）

	観　点	特　徴
社会教育	場所（学校→社会）	地域・共同性に根ざす日本特有の概念
成人教育	対象（子ども→成人）	英国の大学拡張運動から発展した概念
生涯学習	時期（学齢期→生涯）	60年代ユネスコで提起された教育改革理念

　生涯教育学は、三つのフレームワークで構成される実践科学です。

　まず、「社会教育」は、教育が行われる「場」によって成立し、国民・住民を前提とし、戦後民主主義における諸価値を重視し、地域・文化・主体性などのキーワードを重視するフレームワークです。欧米とは異なるアジア的な共同体の色彩が強く、それゆえに社会教育の正確な英訳は困難であるともいわれてきました。

　戦前社会教育は団体中心主義を特徴とし、年代・性別（・職業）ごとの地域網羅的な団体組織（男女青年団や婦人会など）で補習教育・思想

対策・国策動員などに向けた教化（疑問を持たせずに一定の価値観や考え方を教え込むこと）を指導者が先導する形で展開されました。戦後社会教育は、戦前の国民の内面への介入や戦争責任への深い反省をもとに、日本国憲法に基づく民主主義的な教育政策の一環に位置づけられました。1949年施行の社会教育法では、行政の役割が、国民の学習のための環境醸成に限定され、専門職員社会教育主事の役割も、命令や指示ではなく専門的見地からの指導・助言のみとされています。公民館・図書館・博物館、青年の家などの社会教育施設は、地域住民の学習拠点として位置づけられました。

　フレームワークとしての社会教育の第一の特徴は、「国民」「（地域）住民」の学習を前提とする点です。「国民の学習権」論はすべての国民の「教育を受ける権利」（憲法26条）の一環で、ユネスコ「学習権宣言」（1985）とも通じます。「住民の自己学習・相互学習」は、社会教育が地域に根ざした学習であることを意味し、人々の組織化・ネットワーク化を含みます。

　第二の特徴は、民主主義、平和、平等、自治、権利などの価値を根底とすることです。そこには、地域課題や現代的課題に取り組む学習、広範な人権学習などが含まれます。また被差別・抑圧者、マイノリティなどの視点から「国民」「住民」などの概念の吟味や問い直しもなされます。

　第三の特徴は、「地域」「文化」「主体（性）」をキーワードとする点です。戦後、全国各地に民主主義の担い手づくりの地域的な拠点としての公民館が設立されました。また急激な社会変化で生じたさまざまな地域・生活課題に住民同士が集まって主体的・自治的に取り組み、双方向的に学び合う共同学習が、さまざまな地域で広範に展開されてきま

した。

　次に、「成人教育」は、教育が行われる場所や時間を問うことなく、教育対象を年齢層によって限定して捉える発想によるフレームワークです。イギリスが「先進国」とされ、19世紀以降、労働者階級の大学拡張運動により「非職業的教養教育」として発展しました。

　フレームワークとしての成人教育の特徴は、第一に、おとなの学習者は子どもとは異なる諸側面を有するとの前提に立つことです。これを体系化したものが、「成人の学習を支援する技術（わざ）と科学」（M. Knowles, 1970）、すなわちアンドラゴジー（andragogy）です。アンドラゴジーでは、成人学習者の属性や多様性、学習ニーズの所在、学習の促進・阻害要因などを探究します。また「パートタイム学習者」としての成人学習者の特質や社会階層、ジェンダー、世代、民族などによる相違なども考慮します。

　第二の特徴は、学習プロセスと学習者の自己主導性（self-directedness）への注目です。学校教育で一般的な教師主導型学習（Teacher-Directed Learning, TDL）との対比から、学習者自身が学習の方向性を決定する自己主導型学習（Self-Directed Learning, SDL）を、成人の特性に適した学習モデルとみなします（次ページ図表参照）。さらに、学習を日常的な生活・生き方の自己決定性にどうつなげるかの観点から、「世界」を読み取り能動的に働きかけられる主体の育成を展望します。

　第三の特徴は、知識やスキルを一方的に教え授ける存在でなく、学習援助者としての「教育」者の役割が重視される点です。そこでは、大学公開講座、自主学習サークル、市民活動（NGO／NPO）、職場での学習、通信教育などにおける具体的な援助・支援の方法、成人学習援助者の多

表2.2　学習プロセスの構成要素と特色

要素	教師主導型学習	自己主導型学習
雰囲気づくり	・フォーマル ・権威的 ・競争的 ・判定的	・インフォーマル ・相互尊重的 ・合意を重視する ・協力的 ・支援的
学習の方針づくり	主に教師が行う	学習者の参加による意思決定で行う
学修ニーズの診断	主に教師が診断する	学習者が相互に話し合いながら診断する
学習目的の設定	主に教師が設定する	学習者が教師と相互交渉により設定する
学習プランのデザイン	・教師が、学習単元に基づいて体系化する ・教師がコースの概要を作成する ・論理的な連続性を重視する	・学習者が、学習プロジェクト全体を計画する ・学習者が「学習契約」を結ぶ ・レディネスの観点から見た連続性を重視する
学習活動	・教師が伝達する技術（学生の伝達される技術）を重視する ・課された文献の講読	・学習者による探究プロジェクト ・教師に依存しない学習 ・学習者が自分の経験を生かす技術
総合評価	主に教師が評価する	学習者が自分で集めた根拠資料を相互に評価する

出典：『学習者と教育者のための自己主導型学習ガイド―ともに創る学習のすすめ』p.74

図2.1　成人教育における教育的関係への組み換え（著者作成）

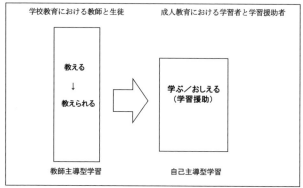

©2018watanabeyoko

出典：『新版 生涯学習時代の成人教育学―学習者支援へのアドヴォカシー』p.116

様な役割の明確化、成人教育講師（tutor）の育成・研修、さまざまな学習課題や学習形態における学習支援（者）などが、検討課題となります。

　最後の「生涯学習」は、1965年にユネスコで提起された「生涯教育」論に端を発し、「学習社会」論（ハッチンス）などを経由して「生涯学習」論へと移行する中で成立したフレームワークです。

　フレームワークとしての「生涯学習」の第一の特徴は、学習者自身の生涯（ライフスパン）を中核に据えている点です。ユネスコでは、70年代に成人教育局長のポール・ラングランが先進国の課題に対応した生涯教育論を、80年代には次期局長のエットーレ・ジェルピが第三世界の課題に対応した生涯学習論を唱えたことに起因します（渡邊、2002）。

　第二の特徴は、「いつでも、どこでも、だれでも、何でも学べる」学習社会を展望している点です。学校などの教育機関でのフォーマルな学び、NGO／NPO、自主学習グループ、市民活動団体等でのノンフォーマルな学び、教育目的以外の日常的・個人／集団的な経験や活動の結果、得られるインフォーマルな学びなどが含まれます。

　第三の特徴は、一般には教育／学習とはみなされない多様な活動や経験を「学習」の観点から捉え返し、その効果的な援助・支援に取り組む点です。例えば、次のようなものです。

　キャリア形成／ライフ・デザイン／ワークライフバランス／職業（専門職）教育／趣味・習い事／カルチャーセンターでの学習／通信教育／イベント企画・運営・参加／スポーツ／文化・芸術活動／政治・社会参加活動／国際・異文化理解／地域づくり・地域行事／市民活動／IT・ICTの獲得・活用／メディア・リテラシー

第2節　生涯教育学から見た「人育ち」「人育て」

　生涯的な視点から「人育ち」と「人育て」を考えてみましょう。

　まず「人が育つこと」には、個人の成長・発達としての育ちと、アイデンティティや役割を有する社会的存在としての育ちがあります。

　人は、生涯を通じて成長・発達し続ける存在です。成長・発達は、身体的だけではなく、生理的、認知的・知的な発達、精神的・心理的な発達、人格的・道徳的な発達など、多岐にわたります。発達は捉えにくく、日常的に目に見えている相手が、目に見えない速さでゆっくりと着実に変化し続け、気がつくと以前より「大きくなった」「しっかりした」「衰えてきた」などを実感するという現象です。

　成長・発達のプロセスで重要なのは、「自立」「他者との共生」「アイデンティティ」です。三者は有機的に関連しています。自立には、生活的自立、経済的自立、精神的自立に加え、人格的自立や性的自立などがあります。他者との共生は、自分とは異なる背景や属性の人たちと人間関係を取り結ぶ中で、他者を「ともに生きる存在」として認め、互いを理解し合うために必要なコミュニケーションを学び、ストレスや葛藤を最小限度に留めながら、円滑に対応できるような社会性やソーシャルスキルなどを獲得することです。アイデンティティ（自我同一性）は生涯教育学から見ると、人の生涯で中長期的に見られる、その人独自の価値観やこだわり、思考・感情・精神・行動傾向などの一貫性を指します。いわば、その人の中に一貫して存在する「その人らしさ」です。

　では、人間関係や社会の中でこのような「人の育ち」は、どのように捉えられるのでしょうか。同心円的にみてみます。

　私たちは「自分」という一個の人格を持った存在として育ちます。次に、「娘」「息子」「姉（妹）」「兄（弟）」「孫」「母親」「父親」など、身

近な関係性の中で、一定の役割（期待）や情緒的行動を担う存在として育ちます。次に「クラスメート」「ゼミ仲間」「同期」「近所・となり組」「地域のつながり」など比較的身近な社会関係の中で、一定の役割（期待）や立場をもつ一員として育ちます。さらに「同僚」「仕事仲間」「上司–部下」「顧客（クライアント）」「得意先」など、仕事場や一般社会で、「一人前」の「社会人」として育つのです。ひいては「一般市民」「地域住民」「国民」の一人（主権者・社会の担い手）として育つことになります。

　すなわち、「人が育つこと」は次のようにまとめられます。第一に、自分／他者から見て、行動や言動に一貫性や安定性、信頼性などが見られるようになること。第二に、自分の力で（他者のために）目標を達成しようという、意欲や実行力が培われること。第三に、自分と他者の違いを受け入れ、尊重し、調和的に対応できる寛容さや柔軟性がもてるようになること。言い換えれば、成人性の獲得、ないし成熟です。

　これに対し、生涯教育学からみる「人を育てる」とは、第一に、人が人として育つ上で、最低限の必要条件を備えた環境を整えることです。第二に、人が育つ力を、適切なタイミングと手法で引き出し、発展させることです。第三に、人が人として生きていく上で不可欠な知識やスキル、態度などを、適切な機会や方法により身につけられるよう働きかけ、サポートすることです。第四は、人が家庭人・社会人・職業人として生きていくのに必要な経験や研鑽を積み、「一人前」の資質やアイデンティティを構築していけるように、直接的・間接的に働きかけ、支援すること、です。

　主なキーワードおよび関連用語は、「育児」（家庭、子育て、母親・父親、シングルペアレント等）、「保育」（＝保護・養護、保育所・保育施設、

認定こども園等）、「教育」（家庭／学校／社会教育、就学前、地域の教育力等）、「育成」（児童、青少年、人材／担い手／若手／後継者等）、などです。

「育てられる」対象は、子ども（次世代）、親や教師など「育てる人」自身、仕事などの「担い手」などです。それぞれに関わる事項をリストアップしてみます。

まず、子ども（次世代）を育てる場合、関連する用語は、育児・子育て、しつけ、家庭保育、施設保育、共同保育、ワンオペ育児、子ども会、学校行事、課外活動、PTA活動、部活動支援、子育てサークル、子育て支援、ファミリーサポートセンター、小中高校教育、大学教育、課外活動、地域の教育力、等が挙げられます。

「育てる人」（親や教師）を育てる場合には、関連する用語は、母親・父親学級、保健指導、親アイデンティティ、「母性」「父性」「親性」「次世代育成力」、家庭教育学級、親業（ペアレンティング）、保育者／教員の養成、保育ママ・子育てサポーターの研修、専門職教育者／指導者講習会（例・指導医講習会）、等が挙げられます。

職業や専門領域の担い手を育てる場合（人づくり）には、人材育成、企業内教育、職業訓練、生涯／継続教育、新人／中堅／管理者研修、リーダーシップトレーニング、後継者育成、職人修業、見習い／住み込み修業、シャドーイング、ロールモデル、メンター、コーチング、キャリアカウンセリング、等が挙げられます。

第3節　人が育つこと・人を育てること―医療ドラマから読み取る―

医療は、地域の人々のライフ（生命・生活・生き方）に深く根ざしつつ、多職種の専門職が各々の専門性を発揮しながら協働し、最大限の努

力によってライフを救済・改善・発展させていく営みです。それはまさ
に、地域住民と専門職との出会いと協働の場ともいえるのです。

　ここで医療ドラマ『グッド・ドクター』に注目します。原作は韓国で、
北米でもリメイク版が放送され、日本版は2018年8〜9月にフジテレビ
系列で放送されました。同作品は、現代医療の状況と問題点を背景とし
つつ、医療を媒介として「人が育つこと」「人を育てること」を考える
ヒントが盛り込まれています。ドラマの設定と初回ストーリーは、次の
ようなものです。

　東郷記念病院では、理事長の周辺で、採算の取れない小児外科を廃止
しようとする動きがあります。小児外科は赤字が増えていますが、人員
や小児病棟が少ないとはいえ、同科が「子どもたちの最後の砦」である
との考えから、担当医師たちは廃止反対の立場を取っています。理事会
はこれらの状況下で開催されました。院長は席上、人員不足の対応策と
して新たな後期研修医（新堂湊）の採用を提案しますが、湊が自閉症ス
ペクトラム障害とサヴァン症候群を抱えていることが判明し、理事会は
紛糾します。まさにその頃、院長に呼ばれ病院に向かう途中の湊は子ど
もの事故に出くわし、ずば抜けた機転と記憶力により、的確な応急処置
を施します。子どもは命を取り留め、現場でやじ馬に撮られた動画が、
東郷記念病院の名前とともにSNSに投稿されます。その高い評価と院長
らの説得により理事会でなんとか了承され、湊は東郷記念病院でレジデ
ント（＝後期研修医）として働くことになります。

　この作品で特筆されるのは、湊のみならず、登場人物のほぼすべてが
「育つ」中で「育てる」役割を、あるいは「育てる」中で「育つ」経験
をしている点です。人間関係やコミュニケーションに困難さを抱えてい
た湊は、子どもたちや保護者と関わる中で徐々に成長していきます。湊

の子どもたちに寄り添う姿は、指導医の高山を含む周囲の人々の意識や行動をも、少しずつ変化させていきます。一方、患者である小児病棟の子どもたちは、各々が悩みや苦しみを抱えながらも懸命に生き、成長していきます。その姿や、やり取りにより子どもたちはさまざまな形で周囲に影響を与え、湊や保護者、医師たちに、成長や変化を生じさせます。育てる側の高山や先輩医師瀬戸、理事長や院長も、保護者たちも、湊や子どもたちと関わる経験を重ねる中で、自らの行為や価値観を問い直し、成長し変化していくのです。

　『グッド・ドクター』の例に顕著なように、地域や一般社会で生ずる教育事象は、おとな＝育てる人、子ども＝育てられる人という一義的な図式では捉えきれないものです。このような「人育ち」や「人育て」の構図は、私たちが暮らし／働き／活動する、地域のあらゆるところ、あらゆる場面で見い出すことができます。地域の日常的な営みや関わりの中で、あるいは日常生活を生きる中で、さまざまな経験や活動を通して、あるいは他者との関わりや交流を通して、人として育つ機会やきっかけを得たり、さまざまな影響を与え合い、互いに育て合っているのです。

　地域のデザインやリデザインを構想する際には、このような「人育ち」と「人育て」の視点が重要になります。

第3章　地域社会と医療

第1節　医療機関経営の限界とシステムのパラダイムチェンジ

　昨今わが国では、地域包括ケアシステムの構築が進められています。この動きは、地域が一体となって医療という仕組みを回し、国民一人一人の安心安全で健康な暮らしを守る体制づくりであるといえます。すなわち単一の組織による医療サービス提供ではなく、地域を全体システムとして捉える地域マネジメントへのパラダイムシフトです。

　通常、一般の産業企業であれば、その生き残りのためには競合他社との関係性において競争優位性を築いていくこと（コスト、価格、機能といった多面的な差別化）が重要になってきます。そして競合他社よりも多くの顧客を惹きつけ、マーケットのシェアを拡大していく（独占状態に近づく）ことが目指されます。一方わが国の医療においては、国民皆保険体制のもとで診療報酬による全国一律の価格によるサービス提供がなされており、提供される医療サービスには差がないことが前提となっています。機能的な差別化を図ることの困難さの中で、従来各医療機関は、規模を拡大し、さまざまな診療科を自組織に取り揃えることで、コストの切り下げを図る戦略を採用してきました。しかしながら医療サービスの備える諸特性のもと、非営利であることを規定された医療産業では、経営基盤の脆弱性と資源制約とによって総合的な医療サービス提供を通じた競合他社の排除は、本来的に難しいものであるといえます。その上、第1章で述べたような医療の高度化が進む中、設備の高額化・コスト増は不可避であり、加えて診療報酬の抑制などの制度を通じた医療

費抑制が続いている現状では、こうした医療機関の経営戦略はさらに困難なものになります。すなわち、もはや単一の大規模組織による医療サービス提供によって、多様化する患者（市民）のニーズに応えていくことは難しく、それを継続しようとした場合には、限られた資源の分散化ひいては競争力の低下を招く恐れがあるというわけです。

　では一体、これからの医療経営についてどのように考えれば良いのでしょうか。そこで現在生じてきているのが、地域において組織間に補完関係を構築し、連携・ネットワークを通じて、医療サービスを提供しようという動きです。そしてそれは地域医療の課題解決に向けた二つの方向への動き、すなわち「まちづくりとしての地域医療システムのリデザイン」と「地域創生の手段としての医療イノベーションの創出」に整理することができます。以下、それぞれについて見ていきます。

第2節　地域包括ケアシステムとは

　まちづくりとしての地域医療システムのリデザインについて理解するために、まずは地域包括ケアシステムについて確認しておきます。

　地域包括ケアシステムを明確に定義したのは、2008年の老人保健健康増進等事業による「地域包括ケア研究会報告書」においてであるといわれています（宮島、2013）。その内容は「ニーズに応じた住宅が提供されることを基本とした上で、生活上の安全・安心・健康を確保するために、医療や介護のみならず、福祉サービスを含めたさまざまな生活支援サービスが日常生活の場（日常生活圏域）で適切に提供できるような地域での体制…その際、地域包括ケア圏域については、『おおむね30分以内に駆けつけられる圏域』を理想的な圏域として定義し、具体的には、中学校区を基本とする」というものです。

　地域包括ケアシステムには五つの構成要素、①介護：介護・リハビリテーション、②医療：医療・看護、③予防：保健・予防、④生活支援サービス：福祉・生活支援、⑤住まい：住まいと住まい方、があります。これらの要素は、かつて並列の関係として理解されてきましたが、地域包括ケアシステムの概念では、構成要素各々の役割に基づいて相互に連関、連携しながら在宅の生活を支えるものと位置づけられています。

　ここで地域包括ケアシステムについて、「自助・互助・共助・公助」という観点から見てみたいと思います。自助は、自らの健康を自ら維持することを意味します。自ら働き、自らの生活を支え、自らの健康を維持するということであり、これが社会において私たちが生きていく基本となります。互助とは、インフォーマルな相互扶助を指します。ご近所さんの助け合いや地域のボランティア活動などが該当するでしょう。次に共助とは、社会保険のような制度化された相互扶助です。そして最後に公助は、自助・互助・共助では対応できない困窮等の状況に対し、所得や生活水準・家庭状況等の受給要件を定めた上で必要な生活保障を行う社会福祉等とされています（地域包括ケア研究会、2009）。これら自助・互助・共助・公助の関係は、時代とともに、その範囲や役割が変化してきました。近代以前の社会においては、個人が帰属するネットワークは、家族など血縁・地縁を中心とした人間関係であり（コミュニティ・ネットワーク）、ネットワークの構成メンバーは多くが重複していました。しかしながら近代以降、産業革命や都市化の進行によって、こうした血縁・地縁に基づくコミュニティ・ネットワークが徐々に希薄化していきます。職場関係や政治的な団体など、さまざまな存立目的を持ったグループが生まれ、人々はそうした副次的なネットワーク（アソシエーション）に重層的に帰属しながら生きていくようになります。こ

うなってくると、時として、自助、互助が機能しないという事態も生じ、それに伴う共助、公助の負担の増加によって、そのバランスは崩壊し、あわせて地域間格差が拡大していくということも起きてきます。そうしたことを考えれば、地域包括ケアシステムの構築とは、「住まい」を中心に医療・福祉・介護等々の社会的諸機能を結び直す作業であると同時に、希薄化する人間関係の隙間を埋めるべく多元的・多重的な社会的ネットワーク構造をリデザインする作業であると捉えることができるのかもしれません。

第3節　まちづくりとしての地域医療システムのリデザイン

　現在多くの国々で保健・医療・介護サービス提供体制の改革が進められています。世界的には、各サービス機能の効率化や、患者・利用者の視点に立ったシステムの構築を目指したIntegrated Care（統合型ケア）と呼ばれる理論の精緻化を目指す動きが現れています。加えて、これにCommunity-Based Care（地域基盤ケア）の理論を組み込むような考え方（Community-Based Integrated Care）まで発展してきています。他方わが国に目を向ければ、筒井（2019）を筆頭に、これら理論を応用して地域包括ケアシステムの構築を目指す研究も本格化してきています。現在わが国で生じてきている、まちづくりとしての地域医療システムのリデザインとは、こうしたCommunity-Based Integrated Care理論と整合的な動きとして捉えることができます。

　まちづくりとしての地域医療システムのリデザインに関する具体事例については第5章で詳しく述べるとして、本節ではその方向性を検討する上で示唆的なフレームワークであるIntegrated Care理論について端的に整理したいと思います。はじめにIntegrated Careに関しては、共

通した定義は存在しないことを理解しておく必要があります。論者により多岐にわたる専門領域・専門職の視角から多様な目的に向けて用語が用いられていますが、一方で核となる概念は収斂^{しゅうれん}しつつあります。統合のタイプ、強度、幅という三つの視点です。

　S. Shaw、R. Rosen、B. Rumbold（2011）は、統合のタイプを、①システム統合（政策、ルール、規制の枠組みの調整と提携）、②規範的統合（組織、専門家集団、個人にわたる共有価値、文化、ビジョンの構築）、③組織的統合（構造、ガバナンスシステム、組織間関係の調整）、④管理的統合（統合ユニット全体の事務・管理業務、予算、財務システムの提携）、⑤臨床的統合（一元的なプロセスに情報とサービスを調整、患者ケアの統合）、以上の5タイプに整理しています。これらのタイプは、Integrated Care推進の狙いに依拠して選択されるものであり、いずれかが高度であるというわけではありません。

　次に統合の強度については、W. N. Leutz（1999）によって3段階のレベルとして提示されています。弱い順に「Linkage」（適切な時期に適切な施設へ患者やサービス利用者を紹介することや、ケアの継続性を担保するように専門家間のコミュニケーションを促すための既存組織間での連携）、次に「Coordination」（異なる保健サービス間の調整や臨床情報の共有、異なる施設間の患者移転の管理をするための既存組織部門の運営）、最後に「Full Integration」（特定の患者集団のニーズに合致した包括的なサービス開発、新たな組織が形成されることを可能にする資源蓄積）があります。従来、縦割りで断片化した形で提供されてきたサービスをシームレスにつなぎ、患者目線に立った包括的なサービスとして提供するための統合レベルですが、すべての人々に対してFull Integrationケアが必要であるというわけではありませんし、現実に最も

強度の強いFull Integrationに至るまで単線的にスムーズに動くことも滅多にありません。あわせて、異なるステークホルダーや組織単位では、統合の目標に差が存在する可能性も指摘されており、実際の統合に際しては障壁があることが理解できます。

　最後に統合の幅です。統合の幅は、①水平統合（医療経済内のネットワーク、グループ、組織間の競争あるいは協調）と、②垂直統合（医療経済内の異なるケアステージにおけるネットワークやグループでの統合）に分けることができます。前者は、ある一定の地域内での病院間、病院と診療所間といった施設間の連携などが該当します。後者は、急性期から慢性期、回復期に至る、医療サービスの川上から川下までの機能の一組織内への統合が該当します。なお、上記概念と関連するものとして、医療施設の経営戦略的な側面からのアプローチもあります。M. E. Porter（2009）は、バリュー・チェーン（価値連鎖）の思想を応用して、医療サービス提供の各機能における付加価値の源泉を把握し、医療の価値を向上させる競争の具体化と実現に向けて「CDVC」（Care Delivery Value Chain）というフレームワークを提示しています。

　以上のようにIntegrated Careは、分断化してしまった医療介護サービス提供体制を改めて再統合し、ケアの継続性や、それに伴う質（価値）の向上を図るためのフレームワークです。医療・介護技術の進歩、テクノロジーの発展、制度の精緻化などによる高度の専門分化は、人々の安心・安全で健康な暮らしに寄与したことは言うまでもありませんが、他方でそれによって抜け落ちた、人々の長期的で継続的なニーズに対して包括的に応えていくことが追求されているということです。ただし、先進諸国で進められているIntegrated Care理論研究を盲目的に「輸入」したところで必ずしもうまくいくものではないことには注意が必要で

す。各国固有の制度的特性を吟味しつつ、現時点における日本の「制度的実態」との適合性などについての十分な検討が求められます。

　本節の最後にCommunity-Based Careについても少しだけ触れておきたいと思います。Community-Based Careは、地域単位で人々の健康ニーズに応え、支えていくための仕組みづくりです。地域は、それぞれの地理的特性や気候的条件、住民の価値観や文化といった多様な要素を含むものですから、Integrated Care理論が目指すような普遍的な理論構築は難しい面があります。現実に、わが国における各地域での地域包括ケアシステムの構築に向けては、多岐にわたる地域住民の健康サービスの統合（連携）を通じた、より効率的で質の高いサービス提供を目指す点については共通していますが、その方法や仕組み、構造等については、地域ごとに多様でありうることが認識されています。

　地域包括ケアシステムは、単なる医療・保健・福祉の機能分化と連携の仕組みではありません。これを効果的に機能させるためには、その基盤となる地域環境や地域社会の構造と一体的に捉えたより広い視角から考えていくこと、それぞれの地域のあり方そのものを問う必要があります。そこでは医療・保健・介護の各機関、行政、民間企業、NPO、地域住民といった、地域に関わる多様な主体の協働が欠かせません。

第 4 節　地域創生の手段としての医療イノベーションの創出

　まちづくりとしての地域医療システムのリデザインの動きの一方で、医療・介護などの領域の枠を超えた連携体制の構築および地域資源の有効活用によって、新たなサービス開発、ひいては地域活性化につなげようという試みも各地で生じています。いわば「地域創生の手段としての医療イノベーション創出」を目指した動きです。この動きは徳島県の

「徳島 健康・医療クラスター構想」、岡山県の「岡山メディカルテクノバレー構想」などさまざまな自治体で見られましたが、本節では特に青森県の「青森ライフイノベーション戦略」についてご紹介します。

　青森ライフイノベーション戦略は、男女とも長年にわたって平均寿命全国ワースト1であり、高齢化の進展や生活習慣病の増加といった地域医療課題を抱える青森県において、それら課題をビジネスチャンスと捉え、青森県の有する地域資源を生かした「ライフイノベーション」の促進を目指そうという産業振興基本戦略です。前身の「あおもりウェルネスランド構想」（2006年3月策定）を受け、2011年11月に策定されました。あおもりウェルネスランド構想では、弘前大学を中心とした大学や地場産業企業の技術と、青森県の地域資源を活用して、ライフ産業の創出を目指すものであり、具体的には以下四つの戦略プロジェクトが展開されました。第一に、県内の医工連携の推進、医療機器研究開発の促進を目指した「医療システム等開発プロジェクト」、第二に、新たな健康・福祉機器開発促進、異業種交流促進による新商品の開発を目指した「暮らしにやさしいモノづくりプロジェクト」、第三に、地場産品の効能実証、県産健康食品開発を目指した「健康食品開発プロジェクト」、最後に、地域特性を生かした新たな健康増進サービスの創出を目指した「健康増進サービスビジネス育成プロジェクト」です。本構想では、医療福祉に精通したアドバイザーの助言のもと、県内中小企業からの製品化・事業化、全国規模の産業展示会ブースへの出店、開発製品のPR／販売促進など、積極的な研究開発や販路開拓支援がなされ、新たな健康関連産業創出のプラットフォームが形成されました。とりわけ、続く青森ライフイノベーション戦略への展開にもつながる重要な成果（医工連携、ICTを活用したメディカルサービスビジネス、プロテオグリカンを活用

した製品開発）も生み出されました。

　さて、あおもりウェルネスランド構想は次のステージとして、そこで
生じた民間企業の動きとともに、外部有識者の意見も取り入れた青森ライフイノベーション戦略へと移行しました。同戦略は、ファーストステージの具体的目標として、①ライフ分野を経済成長を牽引する次世代基幹産業に、②国内初の総合ライフクラスターとしてのブランド確立、③県民のQOL（生活の質）・GNH（幸福度）向上貢献、以上が設定されたことからもわかるように、新たな成長分野としてライフ産業を育成しつつ、地域住民の健康で幸せな生活を支えるという、二つの方向での地域課題解決を一気に目指すものでした。また本戦略は、「地域特性を生かし、将来的に成長力と競争力の高い、本県独自の『ライフイノベーション産業クラスター（ライフ関連企業・産業集積群）』の創造を目指す」とされている通り、異業種が連携融合して新たな価値創造を目指す異業種混合型のクラスター戦略であったことも付言しておきます。

　さて、本戦略では三つのプロジェクトが進められました。一つは医工連携（医療関連機器開発）、次にサービス（ICT活用新メディカルサービス等）、最後にプロダクト（健康食品・化粧品等）です。その成果として医工連携では、医工連携分野参入企業社数は2011年の42社から2014年の80社への増加、医療機器生産額においては４倍弱の増加が報告されています。次にサービスでは、地域課題解決型ヘルスケアサービスビジネス開発拠点の創出（多機能型車両ヘルスプロモーションカー、弘前大学COI拠点プロジェクト）がなされました。最後にプロダクトについては、鮭の鼻軟骨に高濃度で存在するプロテオグリカンによる健康美容食品市場の創出で顕著な成果を上げました（商品数は２から194商品へ増加、累計出荷額でも73.1億円を記録）。なお、このプロテオグリカンを

めぐっては、鮭の頭部を酢につけて食べる青森の郷土料理「氷頭なます」をヒントに、地元の弘前大学がこれを抽出する技術を開発したという、地域文化や地域技術的な経緯があります。以上の成果を生かしつつ、本戦略は県内企業による外貨獲得の一層の強化を目指してセカンドステージ（2016〜2020）へと進展しました。現在では「青森ライフイノベーション戦略アクションプラン」（2021〜2025）が策定され、さらなるライフイノベーションの実現に向けた取り組みが進められています。

　本節のまとめとして、当該取り組みのポイントを整理しておきます。本構想の以前に青森県では、「クリスタルバレイ構想」という「新産業集積構築を目指した企業誘致型イノベーション」を2001年に策定し、地域おこしの手段としての企業誘致が進められました。この構想は、元々重化学コンビナートとして計画されたものの頓挫してしまった「むつ・小川原工業団地」再建策として、当該エリアにフラッシュ・パネル・ディスプレイ（FPD）の新産業集積を目指し、企業を誘致しようというものでした。しかしながらこの構想は失敗に終わります。青森という地において、これまでなんのゆかりもないFPD産業を、外部からの企業誘致によって作り上げようという構想であったことがその一因として考えられます。そうした失敗を踏まえ、新産業形成の必然性を付与すべく、ポテンシャルを有する既存企業や既存資源の掘り起こしと活用を目指した構想が青森ライフイノベーション構想でした。また他方で、弱みを強みに変えるという発想が根底にあったことも見逃せません。すなわち青森県が抱える重大な課題である、平均寿命の短さ、医療リソースの偏在をどう解決するかということです。本取り組みからは、現状把握をしっかりと行った上で将来ビジョンを描き、既存資源を有効活用しつつ、段階的に取り組みを進めていくことの重要性が示唆されます。

第4章　地域と地域課題

第1節　「人が育ち、人を育てる」場としての地域

　一般に、ある地域の実態や動向を大づかみに把握するには、その地域の地理的・政治的・経済的・社会的・文化的状況に関わる大小さまざまな統計データや量的調査の結果が用いられます。同じ地域を「人育ち」「人育て」の観点から捉えると、どんな特性や可能性、課題が見えてくるでしょうか。

　地方創生が政策課題となって久しい昨今、少子高齢化や過疎問題は、より深刻化しています。そのような問題解決を踏まえた地域の再生・創生（再構成）は、行政の対応だけでは難しい状況にあり、地域住民の自覚的な取り組み＝地域づくりが求められています。地域づくりにあたり考慮すべき諸課題として、少子高齢化・過疎化の進行、高齢単身世帯の増加、若者の都市流出、限界集落、Iターン・Uターン・移住促進事業、まちづくりNPO、ソーシャルビジネス、などがあります。

　では、地域づくりは、地域住民にとって何を意味するのでしょうか。

　地域づくりとは、地域で生活／労働／学習／活動する人たちが各々、地域の構成員の一人として、地域の風土・歴史・社会文化・特性などを踏まえながら、地域の良さや強みを生かした理想の地域像を共有し、その理想像の実現に向けて、目の前の状況と課題にともに取り組んでいくような、協働的活動を指します。地域づくりのプロセスにおいては、そこに関わる多様な人々がさまざまな形で、人として育つ機会やきっかけを得ることになります。同時に、地域づくりの担い手がノンフォーマル

（例えば集団活動）・インフォーマル（例えば交流活動）な形で生み出され、育てられていきます。

　まさに地域づくりの活動自体が、自己啓発・相互学習の現場ともなり、さらには、次世代を育てる足場とも原動力ともなるのです。とはいえ、気をつけなければならないのは、特に、地域づくりが行政主導で推進される場合などに危惧されるのは、あらかじめ設定された「地域づくりのための場」に、人集めのために地域住民が動員されるといった、本末転倒の場面設定になりかねない点です。あくまでも「人々のために地域がある」のであり「地域のために人々がいる」のではないのです。

第2節　地域の諸課題と住民の学び

　では、地域づくりや地域課題への取り組みは、生涯教育学的にどんな意義や役割、課題を生み出すのか、演習問題を通じて考えていきます。

演習問題A：次に挙げる社会動向は、「人が育つ」「人を育てる」地域づくりに、さまざまな次元で、どのような影響を与え、どんな課題を生み出しているでしょうか。それらに対してどのような対応が求められているか、考えてみてください。
　1　少子高齢化（少子社会・高齢社会）の動向
　2　人口減少・過疎化の動向
　3　知識基盤型社会に向けた動向

　ここでは、直接の回答ではなく理解のポイントのみ解説します。

　1の少子高齢化は端的に言えば、地域に子どもが少なくなり、高齢者が増えるということです。子どもの減少はすなわち、子育て世代の減少をも指します。日常生活を過ごす環境から、子どもたちの足音や賑やか

な話し声、笑い声などを聞く機会が減り、子どもが多い時期には一部地域行事化していた運動会のような学校行事も、地域の子どもの自生的な異年齢集団も姿を消しつつあります。以前はあり得た地域の子育て世帯の相互扶助が消失しているがゆえに、親同士の交流も減少し、子どもも親も孤立化の傾向にあります。さらには、未成年の子どもが家族の看護や介護を余儀なくされるヤングケアラーの問題も、社会問題化してきています。地域住民が、地域の子どもたちや親たちを見守り、みんなで育てていこうといった、地域の教育力の復権が強く求められています。

　他方、地域には高齢者のみの世帯が増え、二世代・三世代の同居が当たり前だった時代には見られなかった生活課題が生じています。過疎が進み、生活上の利便性が悪化しつつある地域では、公共の交通機関の整備など交通手段の確保が求められる一方、住民自身の手による実質的で柔軟な創意工夫が不可欠となっています。家庭での老老介護も増え、高齢介護者の孤立や疲労困憊の問題など、過大な負担も生まれています。

　２の人口減少・過疎化の問題ではまず、人口減少に伴い、税収も減少することから、地域の学校など公共施設の統廃合が進んでいます。教育文化事業や交流活動は、総じて担い手不足で停滞・消失の危機に瀕し、全体として地域の活気が失われる傾向にあります。他方でそれは、人口密集地域が直面するような生活環境の悪化、観光化・産業化による地域の変貌や変容などから自然環境や景観が護られ、日常生活の落ち着きが確保されるという利点もあります。むしろ、このような環境の中で子育てや仕事、地域活動に取り組みたい人、新たなライフスタイルを志向する人、過疎地ならではの諸条件に魅入られた移住者やIターン・Uターンする人も増えています。

　３の知識基盤型社会とは、新しい知識・情報・技術が、政治・経済・

文化をはじめ社会のあらゆる領域での活動の基盤として、飛躍的に重要性を増す社会を指します。特質としては、①知識には国境がなく、グローバル化が一層進む、②知識は日進月歩であり、競争と技術革新が絶え間なく生まれる、③知識の進展は旧来の発想の転換を伴うことが多く、幅広い知識と柔軟な思考力に基づく判断が一層重要となる、④性別や年齢を問わず参画することが促進される、とされます（東京教育研究所「教育キーワード集」https://touken.tokyo-shoseki.co.jp/keyword/101,2023.1.10最終アクセス）。

　このような動向の中、地域における日常生活も変化しています。情報機器の高度な発達により、都市か地方かにかかわらず、国内のどこにいても、いつでもどんな情報にもアクセスが可能な状況になってきました。総務省の平成3年度『情報通信白書』によれば、「普段、私的な用途のために利用している端末」は、高度情報端末機器スマートフォンが9割近く（89.4％）を占め、年代別では、60歳以上も8割以上がスマートフォンを利用しています（「デジタルサービス等の活用状況」https://www.soumu.go.jp/johotsusintokei/whitepaper/ja/r03/html/nd111110.html, 2023.1.10最終アクセス）。

　デジタル・デバイド（情報格差）や「スマホ依存症」も問題視される中、スマートフォンの普及率の高さと日常的な使用状況は、インターネット社会における情報リテラシー（情報活用能力）に大きな影響を及ぼしています。高度情報社会では、情報の質を精査し、自ら日常的にファクトチェック（正当な根拠に基づく情報の成否の判断）ができる能力、フィルター・バブル（自分の好む情報だけに囲まれて過ごす情報環境）の存在を認識し、その弊害を乗り越えられる能力等を含む、広範な情報リテラシーの育成が求められています。

　地域の若者や子ども、子育て中の親たちは、日常生活の中でどのように知識や情報を得ており、それが日常空間での行動・活動にどのような影響を及ぼしているでしょうか。地域住民が地域や地域課題に関心をもち、考えたり話し合ったり、集まって解決に向けて行動したりするときに、どのように知識や情報を得たり、関係機関に連絡を取って交渉しているでしょうか。これらは、きわめて身近で日常的な話題であるがゆえに、スマートフォンが地域の日常空間でどのように活用されているかは、情報リテラシーをめぐる課題としても、決して無視できません。

　では次に、地域課題への取り組みについて、演習問題Ｂを手がかりに考えます。改めて、第 2 章で提示した三つのフレームワークを振り返り、各々における学びのあり方が、特にどのような地域課題の解決と結びつきやすく、各々のフレームワークを用いることで、どのような教育的対応を生み出すことが容易になるのかを、考えてみたいと思います。

　まず、「社会教育」のフレームワークは、学習とその組織的／非組織的支援とに集約できます。具体的には、社会的関係の中での学び、地域・生活に根ざした学び、子育て・介護・家族関係、自然・社会環境からの学び、異世代・多文化理解、居場所／たまり場／活動、などが含まれます。次に「成人教育」のフレームワークは、学習とその直接的・間接的支援とまとめられます。そこには、自己形成、成人性の獲得、成熟、成人学習者、自己決定性、役割学習、変容（変化）、組織・仕事の中での学び、社会人・家族員としての学び、などが含まれます。さらに、「生涯学習」のフレームワークにおいては、学習とその環境・仕組み・機会づくり、多様な支援が肝要です。具体的には、発達課題、多様な学び、趣味・教養、文化活動、社会活動、職業／専門職に関わる学び、市民活動、NGO／NPO、ソーシャルビジネスなど、が含まれます。

　それでは、演習問題Bに取り組みましょう。従来、次に挙げる地域課題・生活課題などの解決を目指す学習の場や機会の設定や設計には、三つのうちどのフレームワークが最も多く採用されてきたでしょうか。

　以下、八つの研究／実践のタイトルを挙げます。

　まずは、自分なりに答えを出してみてください。そのあと、グループ（２人ないし３人）で各自の回答となぜそれを選んだかの根拠を伝えあい、その結果を吟味しつつ、グループごとに結論を出してみてください。

　各々のタイトルについて、「正解」は一つとは限りません。どちらがより有効か、議論が分かれるものもあるかもしれません。回答が終わったら、挙げられた例以外に、各々フレームワークを用いてアプローチできる課題の例を、いくつか考えてみてください。

　演習問題B：次の各々について、最も先行研究が多い（課題の解決に採用されてきた）のはどのフレームワークだと思うかを挙げ、根拠を示してください。

　① 　少子社会における異世代間理解の意義と可能性

　② 　社会人大学院生の学習ニーズと学習支援の課題

　③ 　カルチャーセンターにみる学習プログラムの傾向性と多様性

　④ 　子育て中の女性が子どもを預けて学ぶ公民館講座の動向と意義

　⑤ 　通信教育におけるドロップアウト率と継続可能性への示唆

　⑥ 　自己主導型学習におけるファシリテーターの役割

　⑦ 　住民とNPOが主体となって協働する地域づくりの実践研究

　⑧ 　人権・平和・多文化理解への実践的取り組み

　では、①～⑧について、一つ一つ吟味していきます。

　①（少子社会における異世代間理解の意義と可能性）では、少子化問

題や異世代間を取り上げるテーマ設定から、先行研究や実践事例は社会教育のフレームワークによるものが多いといえます。公民館講座や学校教育との連携などの蓄積があり、社会教育のフレームワークが有効といえます。

　②（社会人大学院生の学習ニーズと学習支援の課題）は、社会人がフォーマルな教育機関に在籍してフォーマルな学習に取り組むものであり、特に学習ニーズや学習支援に関わる研究や実践では、成人教育のフレームワークを使うと研究の蓄積も多く、実践的な知見も多く得られます。

　③（カルチャーセンターにみる学習プログラムの傾向性と多様性）では、民間教育文化産業のうち新聞社などが経営するカルチャーセンターに注目する場合には、生涯学習のフレームワークが適切です。公民館など公的社会教育と異なり、学習ニーズの高度化・多様化に対応し、受益者負担の原則に基づく生涯学習機会を提供しているためです。他方、学習ニーズや学習者理解などに基づく学習プログラム開発には、成人教育のフレームワークを用いると、先行研究や先行事例が活用しやすくなります。

　④（子育て中の女性が子どもを預けて学ぶ公民館講座の動向と意義）では、標題の通り、社会教育のフレームワークが最も有効で、先行研究や実践事例も豊富です。特に「子育て中の女性が子どもを預けて学ぶ」講座は、公民館保育室と連携して実施する特徴的なもので、原型として全国の公民館や女性教育施設に大きな影響を及ぼしたのは、1980年代に東京都の国立公民館で開発・実施した「女性問題学習」講座でした。そこでは、性別役割分業意識に加え、子育ては母親だけが担うとの社会的通念や「他人に子どもを預けるのは無責任」との言説に苦しむ母親たち

が、信頼できる他者に子どもを責任をもって預けること、子どもと一時的に離れて自分と向き合い、自分について振り返りながら学ぶ、学習講座です。なお、学習プロセスの解明や学習プログラムの開発研究を行う場合には、成人教育のフレームワークが参考になると思われます。

　⑤（通信教育におけるドロップアウト率と継続可能性への示唆）は、従来から生涯学習の対象として位置づけられてきた通信教育を取り上げる点で、生涯学習のフレームワークが適しており、実践・研究の蓄積もあります。とはいえ、学習者（受講者）のドロップアウト率と継続可能性に注目する場合には、学習の継続を阻害する諸要因の検討とその対応策を、学習者の実態を踏まえながら考えるため、成人教育のフレームワークにおいて取り組むことが、より有効とも考えられます。

　⑥（自己主導型学習におけるファシリテーターの役割）は、自己主導型学習という学習スタイル自体にも、ファシリテーターの機能自体にも、成人教育のフレームワークが適しています。学習の場が社会教育施設か地域の場合には、社会教育のフレームワーク、学習内容が教養・文化的ないし、余暇活動的、職業教育的な場合には、生涯学習のフレームワークにより、新たな知見や示唆が得やすいと思われます。

　⑦（住民とNPOが主体となって協働する地域づくりの実践研究）では、住民とNPOの協働や地域づくりには、社会教育のフレームワークが最も適しています。他方、協働のプロセスや学びのメカニズムを観察する場合には、成人教育のフレームワークも有効です。地域づくりに向けた実践活動が、遊びや文化創造的要素などを含む場合、生涯学習のフレームワークを用いると、多様性ある活動への発展が見込めます。

　⑧（人権・平和・多文化理解への実践的取り組み）は、「人権・平和・多文化理解」など戦後民主主義の諸価値の共有を重視するので、まずは

社会教育のフレームワークでの研究・実践が見い出されます。他方、人権学習や平和教育、多文化理解教育などは、フィールドワークやワークショップなどを含む、学習者主体の多様な方法で取り組まれ、学習者の認識変容や相互理解などのプロセスに注目する研究や実践もあるため、成人教育のフレームワークも有効です。また教養文化的・余暇活動的な要素を加え、「楽しみながら学ぶ」活動として構成する場合にはむしろ、生涯学習のフレームワークが有効になると思われます。

　以上、二つの演習課題を手がかりに、生涯教育学のフレームワークを活用した地域づくりと地域課題解決の学びについて検討してきました。これらを踏まえ、今後の地域はどうリデザインされ、地域課題はどのように解決されていったらよいのでしょうか。気になる地域や身近な地域を選び、皆さん自身で定点観察を試みてほしいと思います。

第3節　地域住民のローカル・アイデンティティと地域文化

　本節では地域におけるグローバルとローカルの構図、および「共有知」としての地域文化に注目します。各地の地域文化や伝統芸能が、衰退か再生かの「岐路」に立つ背景の一つにグローバリゼーションがあります。

　グローバリゼーションは教育学的にいえば、「その国家にしか通用しない価値（ものの考え方）を、地球規模で理解しあえる価値意識に変革していく動きであり、それは歴史認識はもちろんのこと宗教、生活、習慣にいたるまで広範囲に影響を及ぼす市場の統一過程」（相庭、2007）を指します。この過程で私たちは常に、自らの立ち位置や存在意義を問われ、自己形成のプロセスに立ち戻り、基盤となるローカルな文化的基盤に直面します。ローカル・アイデンティティとは、この「ローカルな諸価値」によって人々の内面に複合的に形成される意識を指します（渡

邊、2008)。

　「琉球芸能」は沖縄の伝統芸能で、「宮廷のもてなし文化と民間祭祀から生み出され、人々の生活の中に息づいてきた複合的な要素をもつ『知』」とされます。芸能は現在でも、古典芸能・民俗芸能にかかわらず、種類が豊富（舞踊、古典音楽、三線・民謡、エイサー、芝居、空手、「文学・琉歌」等）です。伝統芸能の伝承・継承は、老若男女を問わず、住民一人一人の自己形成や自己実現、他者との関係性の構築やコミュニケーション、さらにはアイデンティティ形成と深く結びついています。それは、地元への帰属意識をもち文化の表現者・継承主体として、芸能を自らのものとして担い、状況に応じて変化させ、次代に責任をもって引き継ごうとする「ウチナンチュー」（沖縄人）のアイデンティティです。

　この意味で、琉球芸能は「時代や空間を超えてある集団の間で認知・共有され、その集団への帰属意識と集団文化の表現として次代に引き継がれる文化的価値」、すなわち「共有知」です。芸能は、担い手に「共有される」ことで初めて生命を吹き込まれ、時間や空間を超えた文化的コミュニティで共有される知となります。とはいえ、内外の多くの人々に共有化される中で、この「共有知」は市場化の波にのまれ、国境を越えた「グローバルな知」に組み込まれる余地や可能性にも直面します。観光との連携による質的変化や無制限な普及と拡散において、「共有知」は常に、パラドックスとジレンマを内包しているのです。

　私たちが地域住民の人育ち・人育て、住民主体の多様な学びのあり方に注目しつつ、地域づくりのデザイン／リデザインや、地域課題解決の方向性を展望する際には、住民自身のローカル・アイデンティティの生成・再生や、地域文化・伝統芸能のような「共有知」の所在が重要な鍵となることを、改めて強調しておきたいと思います。

第5章　地域医療モデルの検討─「魚沼モデル」の事例から

第1節　「魚沼モデル」とは

　本章では、新潟県魚沼地域の地域医療モデルについて「地域をシステム思考で捉える」視角と「地域住民の学びと健康づくり」という二つの視角から検討します。その前にまずは本節にて「魚沼モデル」の概要について整理したいと思います。

　日本で5番目の広さを誇る新潟県には七つの医療圏が存在します。本書が取り上げる魚沼医療圏は、新潟県中越地方に位置し、総面積2,804.39km^{2}を誇る県内最大の医療圏（2015年人口205,410人）となっています。典型的な人口減少エリアであり、人口減少率全国平均−0.75％に対して−6.11％、高齢化率全国平均26.60％に対して32.90％、将来推計人口では2045年に生産年齢人口がおよそ半減すると推計されています（2010〜2015年）。

　こうした状況下で、当該医療圏は以下のような課題を抱えています。第一に医療アクセスの困難さです。山間のエリアにまたがる医療圏であることから分散的に点在する集落も少なくなく、交通の不便さによって医療へのアクセスが非常に困難な状況にあります。第二に医師不足です。そもそも新潟県自体、都道府県別人口10万対医師数全国ワースト5という医師不足の状況にあるわけですが、県内七つの医療圏の中でも当該医療圏は最も医師の数が少ない医療圏になっています。第三に施設不足です。高度医療や先端医療といった三次医療を担う基幹的な病院が存在せず、また診療所の人口10万対施設数は全国平均の6割ほどとなって

います。以上のような課題に対し、限られた医療資源を有効活用しよう
という医療再編によって、その解決を目指したのが魚沼モデルです。

　具体的には、それまで独立して診療を行っていた魚沼地域の四つの中
規模病院から医師やベッドの一部を集約して新たに「魚沼基幹病院」を
オープンするとともに、既存の病院は医療機能を分担し、地域全体で一
つの病院としての機能を果たすことが目指されました。医師不足の地域
においてあえて医師やベッドを集約し、医師を削減した周囲の病院はプ
ライマリケアや回復期ケアに専念することで、地域に必要な高度医療を
永続的に生み出すことを目指したユニークな取り組みです。

　新規にオープンした魚沼基幹病院は、①地域の三次救急と高度医療を
担わせる、②地域内医療機関との連携拠点とする、③地域医療を担う人
材を呼び込む魅力的な人材育成の場とする、以上を意図して、31の診療
科、75人の医師、入院用のベッド454床、これまで地域内の病院にはな
かった放射線治療などの高度医療を担い得る設備や医療機器が設置され
ました。24時間救急外来が開かれており、屋上にはドクターヘリのヘリ
ポートもあります。開院間もない時期から臨床研修病院として厚労省の
認可を受け、新潟大学と連携した教育・研究機能も付与されています。
病院内に、新潟大学医歯学総合病院魚沼地域医療教育センターが設置さ
れ、初期救急から高度医療までの一貫教育が行われています。病院内で
のユニークな取り組みとしては、医療関係職者不足対策として、大学等
における修学や国際貢献活動に参加を希望する場合、在籍したまま最長
３年間休業できる「自己啓発休業制度」を設けています。このほか
UKBリサーチ（院内研究・実践発表会）という、ドクター以外のスタッ
フによる部門の取り組みについての研究・発表大会が実施され、医療ス
タッフのモチベーションUPに貢献しているそうです（新潟大学機関広

報誌六花23）。

　次に当該地域における医療機能の再編について整理しておきます（う
おぬま通信第 4 回）。第一に既存の県立小出病院を継承し、2015年 6 月
に新規開院した魚沼市立小出病院は、「地域の主治医機能」を謳い、プ
ライマリケアを中心に、外来診療のみならず、必要な救急機能を整備、
魚沼基幹病院と連携した高度医療の窓口を備えています。またこの病院
では、後述する「地域医療魚沼学校」と連携した住民の健康増進活動に
積極的に取り組んでいます。第二に、2015年11月に開院した南魚沼市民
病院は、往診、訪問看護、回復期リハビリなど慢性期医療に注力した病
院として機能しています。第三に南魚沼市立ゆきぐに大和病院は、再編
前には199床のベッドを保有していましたが、再編後は40床に削減され
ました。当該病院は、新潟県大和町（現南魚沼市）で先駆的に進められ
た保健・医療・介護の一体型モデルである「大和方式」と呼ばれる仕組
みを継承するとともに、外来かかりつけ機能の強化と、高齢患者の入院
機能充実が図られました。

表5.1　魚沼医療圏の医療再編

再編前		再編後（平成27年12月現在）		今後の予定
		魚沼基幹病院	308床	454床
県立小出病院	383床	市立小出病院	90床	134床
市立堀之内病院	80床	市立堀之内病院	50床	50床
県立六日町病院	199床	南魚沼市民病院	140床	140床
市立ゆきぐに大和病院	199床	市立ゆきぐに大和病院	40床	40床
合計	861床	合計	628床	818床

出典：新潟県（2015）うおぬま通信第 4 回

　最後に、魚沼地域医療再編計画の経緯について整理しておきます（布施克也、村松芳幸、心身医55（9）、2015）。その端緒は、2009年に魚沼医療圏の医療再編事業が地域医療再生計画事業の認定を受け、県の重要保健政策となったことにあります。総合的な再編計画として、①高度専門医療機能の整備、②総合診療医の育成、③魚沼基幹病院の整備（拠点病院の設置）、④プライマリケア医療機関の強化、⑤多職種連携教育と協働実践の推進、⑥住民の主体的参加、⑦医療情報ネットワークの構築が図られました。当初計画では、新病院の建築とITネットワークの構

表5.2　南魚沼市立ゆきぐに大和病院のあゆみ

1972（昭47）年11月	大和町国民健康保険診療所開設（6床）
1973（昭48）年5月	後山・辻又地区出張診療開始
1975（昭50）年12月	魚沼地域特別養護老人ホーム「八色園」開設（県下で7番目）
1976（昭51）年5月	国保町立大和病院（86床）・大和町農村検診センター開設、大和医療福祉センター誕生
1980（昭55）年4月	地域看護部開設（現ホームケアステーション）
1981（昭56）年1月	塩沢町中之島診療所出張診療開始
1983（昭58）年2月	病院増改築、「国民健康保険町立ゆきぐに大和総合病院」に改称（200床）
1988（昭63）年12月	薬用植物健康館「草楽堂」完成
1989（平元）年5月	検診棟「健友館」完成、健康やまとぴあ事業スタート、病院210床に増床
1989（平元）年6月	「健友館」において住民健康診査を総合健康診査方式で開始
1990（平2）年9月	病院に在宅介護支援センターを併設
1992（平4）年7月	病院199床に減床
1994（平6）年10月	人工透析診療開始、北里学院看護科基礎看護実習開始
1995（平7）年10月	大和町訪問看護ステーション開設
2000（平12）年4月	介護保険の居宅介護サービス事業者・施設サービス事業者の指定、「訪問看護ステーションしおざわ」支所開設
2003（平15）年8月	病床区分の届出により、一般病床161、療養病床38に変更
2004（平16）年11月	町村合併により「南魚沼医療福祉センター」「市立ゆきぐに大和病院」となる
2015（平27）年6月	隣接地に「魚沼基幹病院」開設
2015（平27）年11月	「南魚沼市民病院」140床開設、大和病院は一般病床40床に減床
2018（平30）年3月	大和病院一般病床45床に増床

出典：「ゆきぐに大和病院の歴史」https://www.yukigunihp.jp/about/hwcenter/

築を中心としたハード面での事業に重点が置かれていたようですが、「地区医師会を中心に、地域住民の啓発と地域医療を担う専門職間の連携強化のためのソフト事業の必要性を訴えた案が採用」され、実施に至りました。いずれにせよ、高齢化時代における急性疾患から慢性疾患への疾病構造の変化、病院の世紀から地域包括ケアへのパラダイムシフトの流れの中で、医療機能の分化と統合、地域内における多職種の連携、高齢者の社会参加の必要性から、当該地域における医療再編は推進されたということになります。

第2節　医療経営からの視野の拡張：地域をシステム思考で捉える

　ここまで述べてきた地域と医療を取り巻く動きに関わって重要なことは、地理的特性、付随する制度特性も加味しながら、ステークホルダーが一体となって地域の未来をどのように描くのかということであり、いわば医療経営からの視野の拡張にあります。この点について魚沼モデルを可能にした地域の土壌との関係でみていきたいと思います。

　先ほど南魚沼市立ゆきぐに大和病院について、新潟県大和町で先駆的に進められた保健・医療・介護の一体型モデルである「大和方式」と呼ばれる仕組みを継承するものであると述べました。ここに一つの鍵があります。そこで改めて大和方式が築き上げられた経緯について「日経メディカル37（5）」の記事に依拠して整理したいと思います。

　大和方式を築き上げたのは当時33歳で大和町の国保診療所に赴任した黒岩卓夫医師（現医療法人萌気会理事長）です。彼は、着任後半年ほどして、この地域の医療が1人では手に負えないことを実感します。そこで脳卒中が多いこの地において、まずはこれを減らそうと疾病の予防活動から始めます。「診療所のスタッフ、役場の保健師と各集落を回って

健康教育をすることを決めました。味噌汁や漬物に含まれる塩分量をその場で測ったり、スタッフ全員でロールプレイングの芝居をやったり」といったことを行ったそうです。しかし、予防医療に取り組む中で組織の壁に突き当たることになります。すなわち、役場の中で保健・医療・福祉が縦割りになっており、うまく連携が取れなかったわけです。そこで町民などの強い要望をもとに町に働きかけ、1976年予防から治療・リハビリ・介護までを一体的に提供できる「大和医療福祉センター」が開設されました（その後、200床の「ゆきぐに大和総合病院」へと改称）。このセンターで重要な役割を果たしたのが保健師だったといいます。検診や母子保健といった通常の保健業務に加え、センター独自の予防や健康づくりにも携わり、のちに訪問看護のパイオニアになったそうです。こうした努力の結果、大和町の老人患者1人あたり年間医療費は県下最下位となりました。しかし大和町が評価される一方で、限界もありました。黒岩医師によると「生活習慣病の大きな原因は食生活ですが、食の問題を突き詰めると農業のあり方、環境問題など、医療の枠を超えた話になってしまう。そこで、健康という視点から町づくりをする必要があると考え、町長選に出ましたが…」と述べています（黒岩、2008）。

　このように魚沼モデルの種は、今から40年以上前にこの地にまかれていたことになるわけです。結果として、保健・医療・介護の、さらに先にある問題（健康という視点からの町づくり）までは手が届かなかったわけですが、こうしたセクター間の垣根を越えた連携と住民の主体的参加は、現在の地域課題を乗り越える大きなヒントになります。

　こうした魚沼の事例は、現在世界的に生じてきているCollective Impact（CI）という取り組みにオーバーラップするものです。2011年、Stanford Social Innovation Reviewに掲載されたKania＆Kramerの論考

を端緒として、社会課題解決のためのCIが注目を浴びるようになってきました。「異なるセクターの重要な関係者グループによる特定の社会課題を解決するための共通のアジェンダに対するコミットメント」（J. Kania、M. Kramer、2011）と定義されるCIですが、その特徴は、システム思考に基づいて、多様な利害関係者の連携を促し、セクター横断的な協働を通じて複雑な課題解決を可能にするところにあります。CIでは、個々の主体のアイソレイテッドな行動による部分的なインパクトではなく、主体間の関係性をつむぎ直し、コレクティブ（集合的）な行動による根源的・持続的インパクトが提唱されています。Kania& Kramer によって、CIを成功に導くための5要素（①共通のアジェンダ、②共有された評価システム、③相互強化活動、④継続的なコミュニケーション、⑤背後支援組織）も提示されていますが、近年ではこれを見直す必要があるという主張（CI 3.0）も出てきています（M. Cabaj、L. Weaver、2016）。従来のCIでは、地域社会全体をいわば戦略的事業体として捉え、取り組み全体をステークホルダーの協働を重視したマネジメント志向により、組織化していくことが目指されました。これに対しCI 3.0は、コミュニティ志向です。地域社会のコミュニティをありのままに生かしつつ、コミュニティの全構成員を巻き込んだ「ムーブメント」としてCIが捉え直されています。ここに、これからの地域経営を考える際のヒントが隠されていると筆者は考えます。つまり、地域社会の構成員一人一人が「当事者意識」を持って行動を起こす「自己変容」を伴ったムーブメントこそが社会を変えていくということです。

　システム思考のフレームワークを組織研究領域に活用し「学習する組織」を著したP. M. Senge（2006）は、個は全体であり、全体は個である「分かたれることのない全体」として組織を理解し、外部環境を所与

のものと捉えて政策形成や意思決定を行うのではなく、主体的に外部環境への働きかけを行ってルールそのものを変えていく、いわばイノベーションと自己変容の重要性を示しました。私たち個人は社会というシステムの構成要素であるとともにシステムそのものでもあります。私たち自身がシステムであるとするならば、私たちの外部に存在するように思われる問題は、私たち自身の問題を反映したものであるということができます。私たち自身が変わることで全体システムが影響を受け、世界が大きく変わる。地域社会をシステム思考で捉え、わが事として自分自身を内省するところから、新しい地域の未来が立ち現れてくるのかもしれません。

第3節　地域住民の学びと健康づくり・医療、まちづくり

　本節では、魚沼という地域に40年以上前にまかれていた大和方式（保健・医療・介護一体型モデル）の種が、地域住民の学びやまちづくりという地平において、どのように芽吹き、成長・発展してきたのかを見ていきます。具体的には、Ⅰ.キーパーソンとネットワーク、Ⅱ.コンセプトある実践的な取り組み、Ⅲ.諸活動・組織の定着・発展による「学び」の地域基盤の醸成、Ⅳ.政策・組織・人的リソースの連携・協力体制、に焦点を当てます。

Ⅰ.　キーパーソンとネットワーク

　まず、魚沼モデルの土壌を形成する上でキーパーソンとなったと思われる人物に注目します。

　2017年9月16〜18日、大会テーマ「地域医療新時代−在宅医療から高度先進医療まで〜新潟魚沼の挑戦」を掲げ、全国組織である地域医療研

究会の2017魚沼大会が開催されました。大会長講演において登壇し、「地域づくりと医療の役割〜魚沼だって変わるんだ〜」と題する講演を行ったのは、医療法人社団萌気会理事長の黒岩卓夫氏でした。

　同氏は1937年長野県美麻村生まれで、５歳のときに一家で渡満、1946年に引き揚げ、東京大学医学部在学中に60年安保闘争に参加しています。同志であった北大路（後に挙げる黒岩）秩子氏と結婚し、７人の子に恵まれました。卒業後は東大附属医科学研究所外科、青梅市立総合病院内科を経て、1970年新潟県大和町診療所に赴任しています（第２回国際ユニヴァーサルデザイン会議in京都、招待講演者紹介https://www.iaud.net/ud2006/jp/schedule/speaker/kuroiwa.html, 2023.1.10最終アクセス）。

　1976年には卓夫氏の主導により、大和医療福祉センター、大和病院、町立農村検診センター（保健センター）の３施設、および特別養護老人ホーム「八色園」が設立されました。さらに薬草部が77年、老人福祉センターが78年に設立され、79年には地域看護部が組織されて、10人の保健師が健康教育・訪問看護・在宅医療に携わることとなりました。大和病院は83年に増改築され、ゆきぐに大和総合病院として発足しました。卓夫氏は院長に就任し、同院は「へき地中核病院」に指定されています。氏はさらに「萌気園浦佐診療所」を核とした地域医療とケアのネットワークづくりを展開しました。92年には、同診療所長に就任しています。

　以上の活躍を評価された卓夫氏は、2004年７月、第13回若月賞を受賞しています。同賞は、佐久総合病院を育て、農村地域医療を確立した若月俊一名誉総長の長年にわたる業績を記念し、1992年、厚生省医務局長大谷藤郎の提案により、「全国の保健医療分野で『草の根』的に活動されている方を顕彰するために制定」されたものです。「受賞者一覧」では「新潟県で第一線の地域医療・在宅ケアに従事する中から、医療法人

社団『萌気会』、社会福祉法人『桐鈴会』を設立、大きく発展させ、診療所、グループホーム、通所リハ施設など11事業所を持つにいたっている。ここから「大和方式」として多くのメッセージが発信された」と紹介されています（「若月賞について」（http://sakuhp.or.jp/ja/for_local_people/000562.html, 2023.1.10最終アクセス）。

　他方、卓夫氏の妻の黒岩秩子氏は、元参議院議員であり、社会福祉法人理事長です。東大理学部数学科卒業後、高校数学教師となり、1971年に卓夫氏に続き、現南魚沼市に移住しました。その後、1972年から18年間大和町立保育所保育士として勤務し、傍らで地域活動の拠点となった大地塾を主宰し、さらに、フリースクール活動、地域福祉の拠点づくりなどに精力的に活躍しました。氏は、自らが大地塾を開設した時の様子を、後に次のように回顧しています。

　　1990年3月で、私は勤めていた大和町の保育所を辞めて、我が家の一角をバリアフリーの部屋に改装し、「大地塾」という誰でも来られる塾を始めました。登校拒否の小中学生、障害を持った子どもたちや大人たち、様々な悩みを抱えた方々が、県内各地のみならず、県外からも訪ねてこられるようになりました。「共に育つ会」に集う皆さんが、それらの方々とも交流を持ち、お互いがその違いを理解し合ったり、理解できなくて悩んだりしながら、育てあっていきました。
（黒岩秩子HP　http://www5f.biglobe.ne.jp/~chizuko/toureikai.htm、2023.3.6最終アクセス）

　以上のように、地域に根ざしたいくつもの活動や人的ネットワークの重なり合いと活動実績が、魚沼モデルが生まれる素地となったのです。

Ⅱ．地域包括医療の素地―大和医療福祉センターと「健康やまとぴあ」

　1976年に設立された大和医療福祉センターの理念は、①自分たちの健康は自分たちの手で守ろう、②予防と治療の一体化、という二つに集約されるものでした。特に①については、地域の広報紙に次のような文章が掲載されています（下線引用者）。

　　健康を自分の手で守るということは、<u>病気といった状態に、患者＝住民が自ら立ちむかい、それに打ちかつために、医療関係者の手を借りる</u>ということです。このような関係を皆さんが自ら創り出すことこそ、私たちとみなさんがタイになって渡り合える時だと思います。そのような時になってはじめて、<u>医療が医師などの占有物から、患者＝住民の皆さんの手に帰る</u>ときであると信じています。
　　大和医療福祉センターは、さしあたっては地域医療＝健康教育のための基地です。と同時にみなさんがいずれは自分たちの手に奪い返す基地であるのだということを忘れないでいていただきたいと思います。
（黒岩卓夫「地域医療の拠点を築こう」広報紙『健康やまと』第 1 号、1984）

　下線部に見られるように、この呼びかけでは、患者が医師（はじめ医療関係者）に全権委任し「病気を治してもらう」という受動的態度から、患者自身が、病気に「自ら立ちむかい、それに打ちかつために、医療関係者の手を借りる」という能動的・主体的な態度に転換することを提起したという意味で、画期的なものといえます。
　この転換は、学校教育から成人教育への転換ととてもよく似ています。すなわち、教師主導型学習（教師が主体となってすべてを掌握・決

定・コントロールし、学習者はそれに従う学習スタイル）から自己主導型学習（学習者が、必要に応じて教師の手を借りながら、自らの学習のすべてを決定・コントロールする学習スタイル）への転換です。それは、下線部になぞらえると、「教育が教師の専有物から、学習者の皆さんの手に帰る」ことでもあります。さらに成人教育では、それを学習者主体の学習と呼びますが、魚沼の地域医療の文脈では、患者主体の医療と呼ぶことができるでしょう。

　②予防と治療の一体化については、「予防のない治療はあり得ない」という方針のもと、「保健・医療・福祉の一体的な提供体制への進化」が目指されています。以上のような新たな体制づくりが、「県立病院おまかせの住民意識に衝撃を与えた」との評価を得たといいます。

　1986年には「健康やまとぴあ」プロジェクトが立ち上がりました。これは、「町ぐるみであなたの"主治医"を引き受けます」と呼びかけるもので、この主治医とは、町立ゆきぐに大和総合病院であり、それに加え、町立雪国薬用植物園 有機農法「土の会」、健康食と薬草風呂の浦佐温泉などが連携し、一体となったプロジェクトの構想が、実現されたとのことです（黒岩卓夫『地域医療の冒険―みんなの「健康やまとぴあ」をひらく』日本地域社会研究所、1987）。

　また1987年時点で、後の包括医療の推進につながった地域の組織や運動としては、次のものが挙げられます。①保健委員（50世帯に1人の割合で推薦され、保健活動の担い手に）、②食生活改善推進委員会（既存の全国組織。大和町では健康料理教室を修了した主婦による）、③農協の健康推進協議会（農協の健康づくりのための機構）、④薬草賛助会（薬草園をベースに勉強会や薬草採取、薬草園の整備をする協力団体）、⑤「ぼけ老人家族の会」（早川一光医師の提唱した会の支部として）、⑥石

鹸研究会（合成洗剤を批判した天然の石鹸を使用するよう運動する組織）、⑦浦佐温泉（健康食、伝統料理、薬草風呂を研究活用する6軒の旅館組合）、⑧子供保健研究協議会（子ども保健のバラバラ行政をまとめるために結成）。（以上、同前書）

Ⅲ．地域医療魚沼学校の設立―医療と「学び」の 地域的基盤

　2015年6月、魚沼地区における医療再編がなされ、魚沼基幹病院が開院しました。開院に関わっては地域医療魚沼学校の特筆すべき取り組みが、成功の基盤だったといわれています。

　地域医療魚沼学校は2011年4月、深刻な医師不足に悩む魚沼の医師会が、「住民の医療知識を深めることが、効率的な医療体制づくりの第一歩」と考えて設立した「日本初の地域医療専門学校」であり、全国初の試みであったとされます（「地域医療魚沼」https://www.uonuma-school.jp/、2023.1.10最終アクセス）。

「校長の布施克也氏の挨拶」（「地域医療魚沼」https://www.uonuma-school.jp/）

　　地域社会のタカラは住民である。
　　自立した住民が，自分と家族を想い，地域の仲間を想い，地域全体を想う社会でありたい。
　　医療福祉は，地域社会の安全保障である。
　　ことに地域社会を支えるべき医療資源が限定されている地域では，これ を支える住民一人ひとりが，自立した医療資源でなければならない。住民は医療の受け手であると同時に，医療を育て支える主人でもある。
　　住民には，二次医療圏の中で標準的な医療を受けることができ，生活圏 の中でプライマリケアを享受することができるという基本的な権利があると同時に，自分自身と家族の健康管理，治療参加，そして社会的共通資本としての医療の適正使用は住民の義務である。

　　安全で安心できる地域を次の世代につなぐためには，わたしたちは限られた資源を賢く活用しなければならず，またわたしたち自身が医療 資源として，地域社会を支えなければならない。
　　そのためにわたしたちは，地域を守る術の「学ぶ文化」を作り，地域を支える「人を育てること」こそ，これからの地域力と考え，「住民こそ地域の健康を守る資源である」を合言葉に，互いに学び，支えあい，健康を守る人材を育成するための学校を作る決心をした。
　　これが，ヘルスケアセクター・行政・住民参加による，医療を核とした地域再生を目指す新たな構想「地域医療魚沼学校」である。

　魚沼市立小出病院院長でもある布施克也校長は、「医療福祉は地域の安全保障」「住民は医療の受け手であると同時に、医療を育てる主人でもある」と述べています。これは「地域包括ケア実現のためには住民参加・多職種連携と地域リーダー育成が必要」との認識から生み出された考え方ですが、学校と命名したのは、「住民こそ医療資源」という基本理念のために「みなで学ぶ」ことが必要との考えによります。同校長はまた「校舎のない学校で、どこへでも地域、職場、学校へ出かけ、交流し、語らうものである。ひとり一人が医療（健康）のよき資源になり、病院再編への土壌をつくることを目標とした」とも述べています（「地域医療研究会会報」第93号、2017年12月22日）。患者自身の健康の自己管理を「貴重な医療の資源」とみなす「住民と医療従事者の協働」、子どもの健康な生活習慣が将来にわたる「地域の健康資産」であるとする「共有財産としての医療」との認識の普及に努めています。ホームページには、次のような教育理念・教育目的・教育目標が、掲げられています（https://www.uonuma-school.jp/jigyou1/.2023.1.10最終アクセス）。

教育理念
- 「自立した住民が地域を創る」
- 「連帯と連携で地域を守る」
- 「学び続ける地域医療」

本校は、住民自らが、自分と家族そして地域の健康づくりに主体的に参加し、互いに協力・連帯し、安心して暮らし続けられる地域をつくるために、医療人とともに、あらゆる機会に、あらゆる場所で学び続けることのできる場を創造する。

教育目的
- 「自立した住民が育つ」
- 「地域社会を理解する医療人が育つ」
- 「連帯と連携のシステムが育つ」

住民自らが、地域の健康を保持増進するすべを学び、自立した健康資源になる。
地域包括ケアの実現のため、専門多職種の連携教育の場を整備し、地域社会を理解する医療人を育成する。
住民と医療人は連帯して、自助・互助・共助そして公助のシステムを学び続け、発展させる。

教育目標
- 住民の保健能力の向上を目指す。
- 地域医療を保持増進するための住民リーダーを育成する。
- 地域医療を支える社会制度の理解を推進する。
- 地域社会を支える地域力の向上を目指す。
- チーム医療を実践できる医師・医療人を育成する。

　地域医療魚沼学校は、「病院を学校にする」を合言葉に、2011年4月に開校しました。県立小出病院内の常置施設で、病院はじめ保健・医療・福祉のすべての現場を教室に、さまざまな啓発活動を展開しています。学校カリキュラムは「住民が学ぶ」「専門職が学ぶ」「学生・研修医が学ぶ」の三本柱で、2019年度までに延べ31,886人が参加したとされます。

図5.1　地域医療魚沼学校の理念と機能

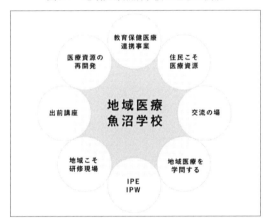

出典：地域医療魚沼学校（小出病院）HP：https://uonuma-medical.jp/koide/center10/（2023.1.10最終アクセス）

　図5.1は、地域医療魚沼学校の理念と機能を図式化したものです。同校の理念を中核に、教育保健医療の連携事業を「住民こそ医療資源」のコンセプトと「医療資源の再開発」の取り組みが支え、それらの足場を地域住民や専門職の交流の場や出前講座が広げ、確実なものにしていく一方で、「地域こそ研修現場」と捉える医療・保健・教育等の専門職が地域医療の実地研修を重ねたり、IPE（Interprofessional Education）

やIPW（Interprofessional Work）を学んだり、地域医療を研究したり する…などの機能を発揮していくとの構想が、可視化されています。

IV．地域医療魚沼学校の教育事業―ワークショップ・研修・人材育成

　地域医療魚沼学校の事業は三つの柱からなり、一般財団法人魚沼医療 公社魚沼市立小出病院のウェブサイトで概要を知ることができます （https://uonuma-medical.jp/koide/center10/ 2023.1.10最終アクセス）。

　第一に、地域住民対象の講座には、2022年現在、医療者が昼間に地域 に出向くオープンスクールと、医療者が夜間に地域住民と交流しつつ行 うナイトスクールがあります。前者は、「医療者が地域に出向き身近な 病気や薬の飲み方、感染症対策など医療や健康についてお話しする講 座」で、後者は「医療者が夜間に地域に出向き、車座で住民と交流しな がら医療や健康についてお話しする講座」です。

　第二に、地域の児童・生徒対象の教育事業には、いわゆる「出前講座」 のクラスインスクールと医療者の仕事を実体験できるオープンホスピタ ルがあります。前者は「医師、薬剤師、看護師、助産師などの医療者が 講師となり、小・中学校および高校の保健授業を担当」し、後者は「看 護師、薬剤師、臨床検査技師、診療放射線技師、臨床工学技士、リハビ リセンターなど多くの職業に触れることができる病院での職業体験」です。

　第三のTMM講座（研修医対象のTotal Medical Management講座） は「診療現場そして地域社会から頼られる医師」に向けて病棟や外来、 救急現場で「本当に必要な診療基礎技術習得を目指す」講座です。

　このような地域住民、および医療・保健・教育専門職の「学び」と協 働が、この地域の暮らしの基盤を支えています。その成果や課題をさま ざまな形で検証しつつ、次世代の未来を展望していきたいものです。

┃┃　おわりに　┃┃

　人は往々にして、自らの所属するネットワークからはみ出た部分については意識がいかないものです。例えば世代間ギャップなどはよく耳にする話でしょう。しかし高齢者が抱える問題は、実のところ若い世代にとっては未来の自分自身に関係した問題でもあります。

　近年では、厚生労働省より地域包括ケアシステムの概念を深化させた「地域共生社会」の概念が提示され、その実現に向けた取り組みも進展してきました。地域共生社会とは「制度・分野ごとの『縦割り』や『支え手』『受け手』という関係を超えて、地域住民や地域の多様な主体が『わが事』として参画し、人と人、人と資源が世代や分野を超えて『丸ごと』つながることで、住民一人一人の暮らしと生きがい、地域をともに創っていく社会」です。こうした社会の実現に向けては、地域の地理的・文化的特性、医療・介護特性、人的・社会的資源等の地域の多要因（地域の多面性）や、地域を取り巻く多様なセクター・利害関係者の関係性や連携状況のあり方（地域の構造）が影響すると考えられます。しかしながら、現時点での地域共生社会の実現に向けた各地域の取り組みは、断片的な成功例に終始しており、地域共生社会の形成に与える地域多面性・地域構造性の影響については、十分整理・体系化されていないのが実情です。

　すべての人々が世代や背景を超えてつながり、住み慣れた地域で生きがいを持って自分らしい暮らしを実現する社会を共に創っていこうという地域共生社会の理念を実現するためには、人々の暮らしに根ざしたローカルな価値に対する多面的な視角からのアプローチが不可欠である

と考えられます。なぜならば、地域課題は複雑かつ重層的な構造を有し、個々のセクターの問題が相互依存性をもっているために、それぞれのセクターの課題解決が、他のセクターの課題を生み出す（部分最適≠全体最適）危険性を内包しているためです。厚生労働省が示す、地域共生社会の実現に向けた改革工程では、①地域課題の解決力の強化、②地域丸ごとのつながりの強化、③地域を基盤とする包括的支援の強化、④専門人材の機能強化・最大活用、以上が謳われていますが、まさに福祉分野のみならず、保健・医療、権利擁護、雇用・就労、産業、教育といったセクターの連携、地域の実情に応じた包括的な支援体制、住民の多様なニーズに応じた支援が可能な人材の確保・育成などについて、多面的に捉えた上で、これを総合して実践的に考察することが求められているといえます。これは言い換えれば、地域社会のリデザインのために必要なリテラシーとして、本書が基盤とする医療経営、地域経営、成人教育、社会教育、生涯教育のみならず、多岐にわたる専門分野を横断したまなざしが求められているということができるでしょう。

参考文献

〈第1章〉
猪飼周平（2010）．病院の世紀の理論 有斐閣
今村知明・康永秀生・井出博生（2011）．医療経営学 第2版 医学書院
川上武編著（2002）．戦後日本病人史 農山漁村文化協会
K. J. Arrow（1963）．Uncertainty and the Welfare Economics of Medical Care. *American Economic Review 53*, 941-973.
厚生省医務局編（1950）．医制八十年史 印刷局朝陽会
厚生省医務局編（1976）．医制百年史 ぎょうせい
真野俊樹編（2020）．はじめての医療経営論 薬事日報社
二木立（1998）．保健・医療・福祉複合体; 全国調査と将来予測 医学書院
西田在賢（2011）．ソーシャルビジネスとしての医療経営学 薬事日報社

〈第2章〉
フジテレビHP「グッド・ドクター」: https://www.fujitv.co.jp/gooddoctor/（2022年7月30日最終アクセス）
M. S. Knowles（1970）．*The Modern Practice of Adult Education: from pedagogy to andragogy*, The Association Press.［堀薫夫・三輪建二監訳（2002）．成人教育の現代的実践―ペダゴジーからアンドラゴジーへ 鳳書房］
P. Jarvis（2006）．*Theory and Practice of Teaching*, 2nd. ed. Routledge.［渡邊洋子・吉田正純監訳（2011）．生涯学習支援の理論と実践―教えることの現在 明石書店］
P. Jarvis（2010）．*Adult Education and Lifelong Learning*. Theory and Practice, 4[th]ed. Taylor&Francis.［渡邊洋子・犬塚典子監訳（2020）．成人教育・生涯学習ハンドブック―理論と実践 明石書店］
渡邊洋子（2023）．新版 生涯学習時代の成人教育―学習者支援へのアドヴォカシー 明石書店
渡邊洋子（2004）．生涯学習, 社会教育, そして成人教育－学問領域としての「生涯教育学」を考える 京都大学生涯教育学・図書館情報学研究, 3, 1-6.
渡邊洋子（2019）．総論：日本の医療専門職の特徴―医師をめぐる多面的考察から― 社会保障研究, 3(4)国立社会保障・人口問題研究所, 458-474.

〈第3章〉
青森県商工労働部（2011）．青森ライフイノベーション戦略概要版
青森県商工労働部（2016）．青森ライフイノベーション戦略セカンドステージ
青森県商工労働部HP「青森ライフイノベーションの推進」https://www.pref.aomori.lg.jp/soshiki/shoko/sozoka/29_sozo_life.pdf（2022年7月30日最終アクセス）
ボストンコンサルティンググループ医療機関チーム（2020）．実践BCG流病院経営：バリューベース・ヘルスケア時代の病院経営 エルゼビア・ジャパン
E. Nolte, M. McKee（2008）．*Integration and Chronic Care: A Review. Caring for People with Chronic Conditions: A Health System Perspective*. Maidenhead Open University Press, 64-91.
堀籠崇（2022）．学際的実践知としての地域経営学の構想のために 創生ジャーナルHuman and Society, 5, 128-137.
真野俊樹 編著（2003）．21世紀の医療経営 有斐閣
M. E. Porter, E. O. Teisberg（2006）*Redefining Health Care: Creating Value-based Competition on Results*. Brighton: Harvard Business Review Press.［山本雄士訳（2009）．医療戦略の本質；価値を向上させる競争 日経BP社］
宮島俊彦（2013）．地域包括ケアの展望 社会保険研究所
P. M. Senge（2006）．*The Fifth Discipline; The Art&Practice of the Learning Organization*［*2nd Edition*］. New York: Doubleday Business.［枝廣淳子・小田理一郎・中小路佳代子訳（2011）．学習する組織：システム思考で未来を想像する 英治出版］
S. Shaw, R. Rosen, B. Rumbold（2011）．*An Overview of Integrated Care in the NHS: What is Integrated Care?* Research Report: Nuffield Trust

田中滋・古川俊治 編著（2009）．MBAの医療・介護経営 医学書院
地域包括ケア研究会（2009）．地域包括ケア研究会報告書～今後の検討のための論点整理
T. Plochg, N. S. Klazinga（2002）．Community-Based Integrated Care: Myth or Must? *International Journal for Quality in Health Care, 14(2)*, 91-101.
筒井孝子（2019）．地域包括ケアシステムの深化 中央法規
W. N. Leutz（1999）．Five Laws for Integrating Medical and Social Services: Lessons from the United States and the United Kingdom. *Milbank Quarterly, 77(1)*, 77–110.

〈第4章〉
相庭和彦（2007）．現代生涯学習と社会教育史 明石書店
総務省（1991）．平成3年度　情報通信白書
渡邊洋子（2008）．伝統芸能という「共有知」とローカル・アイデンティティの可能性―沖縄県島尻郡南風原町の民俗芸能復活の取り組みを手がかりに－　日本社会教育学会（編）〈ローカルな知〉の可能性―もう一つの生涯学習を求めて（pp. 130-144）東洋館出版社
渡邊洋子（2010）．地域主権と「共有知」としての地域文化の振興―グローバル時代の現状と課題　日本学習社会学会（編）学習社会研究. 1（pp. 54-65）学事出版
渡邊洋子編著（2014）．生涯学習概論―知識基盤社会で学ぶ・学びを支える ミネルヴァ書房

〈第5章〉
地域医療研究会（2017.12）．地域医療研究会会報 93.
地域医療研究会HP：https://www.chiiken.jp/convention/uonuma.php（2022年7月30日最終アクセス）
地域医療魚沼学校HP：https://www.uonuma-school.jp/（2022年7月30日最終アクセス）
地域医療魚沼学校（小出病院）HP：https://uonuma-medical.jp/koide/center10/（2022年7月30日最終アクセス）
J. Kania, M. Kramer（2011）Collective Impact. *Stanford Social Innovation Review, Winter 2011*, 36-41.
黒岩秩子（1993）．未来をはぐくむ大地から―共に生きる手さぐり 径書房
黒岩秩子HP「黒岩秩子の大地塾」：http://www5f.biglobe.ne.jp/~chizuko/（2022年7月30日最終アクセス）
黒岩卓夫（1987）．地域医療の冒険－みんなの「健康やまとぴあ」をひらく 日本地域社会研究所
黒岩卓夫（1989）．地域医療の拠点を築こう 広報紙「健康やまと」1.
黒岩卓夫（2008）．ヒーローの肖像 黒岩卓夫 "第二の故郷"で保健・医療・介護の一体化モデル築く 日経メディカル37(5), 207-209.
M. Cabaj, L. Weaver（2016）．Collective Impact 3.0: An Evolving Framework for *Community Change*. *Community Change Series 2016*, 1-14.
ゆきぐに大和病院 HP：https://www.yukigunihp.jp/about/hwcenter/（2022年7月30日最終アクセス）

〈おわりに〉
厚生労働省（2019）．地域共生社会に向けた包括的支援と多様な参加・協働の推進に関する検討会 最終取りまとめ（概要）

■ 著者紹介

堀籠　崇（ほりごめ　たかし）新潟大学准教授　医療経営学、地域経営学

　宮城県出身。東北大学大学院経済学研究科博士課程修了。博士（経営学）。2017年より現職。論文に「GHQによる占領期医療制度改革に関する史的考察－医学教育制度・病院管理制度を中心として－」《『医療経済研究』20(1)、2008》、「実地修練（インターン）制度に関する研究－新医師臨床研修制度に与える示唆」《『医療と社会』20(3)2010》、「学際的実践知としての地域経営学の構想のために」《『創生ジャーナルHuman and Society』5、2022》などがある。

渡邊　洋子（わたなべ　ようこ）新潟大学教授　生涯教育学

　群馬県出身。お茶の水女子大学大学院博士課程人間文化研究科単位取得退学。博士（教育学）。京都大学大学院教育学研究科准教授等を経て2017年より現職。主な業績に『新版 生涯学習時代の成人教育学―学習者支援へのアドヴォカシー』（明石書店、2023）、『近代日本の女性専門職教育―生涯教育学から見た吉岡彌生』（明石書店、2014）、『医療専門職のための生涯キャリアヒストリー法―働く人生を振り返り、展望する』（編著、明石書店、2023）、『成人教育・生涯学習ハンドブック―理論と実践』（共監訳、明石書店、2020）などがある。

ブックレット新潟大学81
医療経営学と生涯教育学からみた地域と地域課題
リデザインのためのリテラシー応用力に向けて

2023（令和5）年3月31日　初版第1刷発行

編　者——新潟大学大学院現代社会文化研究科
　　　　　ブックレット新潟大学編集委員会
　　　　　jimugen@cc.niigata-u.ac.jp

著　者——堀籠 崇・渡邊 洋子

発行者——中川　史隆

発行所——新潟日報メディアネット

　【出版部】〒950-1125　新潟市西区流通3-1-1
　　　　　　TEL 025-383-8020　　FAX 025-383-8028
　　　　　　https://www.niigata-mn.co.jp

印刷・製本——株式会社ウィザップ

「ブックレット新潟大学」刊行にあたって

　新潟大学大学院現代社会文化研究科は、さまざまな問題を現代という文脈の中で捉えなおすことを意味する「現代性」と、人間と人間、人間と自然が「共」に「生」きることを意味する「共生」、この二つを理念として掲げています。日本海側中央の政令指定都市新潟市に立地する本研究科は、東アジア、それを取り巻く環東アジア地域、さらには国際社会における「共生」に資する人材を育成するという重要な使命を担っています。

　現代社会文化研究科は、人文科学、社会科学、教育科学の幅広い専門分野の教員を擁する文系の総合型大学院です。その特徴を活かし、自分の専門領域の研究を第一義としながらも、既存の学問領域の枠にとらわれることなく学際的な見地からも研究に取り組み、学問的成果を上げてきました。

　現代社会・世界・地球環境はさまざまな課題をかかえています。環境破壊・地球温暖化現象、国家間の対立・紛争・テロ等、地球規模での解決困難な課題、少子高齢化、学校・教育問題、経済格差、AI等々の、社会生活・日常生活に関わる諸課題が山積しています。さらに、2020年に入り、新型コロナウイルス感染拡大が、国際社会、社会生活・日常生活のあらゆる領域に多大な影響を及ぼしています。本研究科の学問的営みは、これら「現代性」に関わる諸問題に向き合い、課題を発見・解決すると同時に、多様性を尊重し共に助け合いながら生きてゆく「共生」の精神に基づき、一人一人の可能性を引き出しつつ、真に豊かな人間社会を形成する可能性を追求してゆきます。

　「ブックレット新潟大学」は、現代社会文化研究科の研究成果の一端を社会に還元するため、2002年に刊行されました。高校生から社会人まで幅広く読んでいただけるよう、分かりやすく書かれています。このブックレットの刊行が、「現代性」と「共生」という研究科の理念を世界の人々と共有するための一助となることを心より願っています。

2020年11月

新潟大学大学院現代社会文化研究科
研究科長　堀　竜一